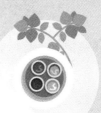

# 现代人
# 健康与保健

XIANDAIREN
JIANKANG YU BAOJIAN

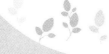

主　编／吴宗辉　熊明洁
副主编／游　莉　王苏红　赵文凤
编　委／贾晓瑜　王维娜　罗　琳　刘星雨
　　　　程　杰　罗燕妮　邹佐强　赵　洁

U0241176

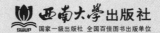

西南大学出版社
国家一级出版社　全国百佳图书出版单位

**图书在版编目(CIP)数据**

现代人健康与保健 / 吴宗辉, 熊明洁主编. — 重庆:
西南大学出版社, 2022.11
　ISBN 978-7-5621-5557-7

　Ⅰ.①现… Ⅱ.①吴… ②熊… Ⅲ.①保健—基本知
识 Ⅳ.①R161

中国版本图书馆CIP数据核字(2018)第250236号

----

**现代人健康与保健**

吴宗辉　熊明洁　主编

责任编辑:熊家艳
责任校对:翟腾飞
装帧设计:闻江文化
排　　版:张　祥
出版发行:西南大学出版社
　　　　地　　址:重庆市北碚区天生路2号
　　　　邮　　编:400715
　　　　电　　话:023-68868624
印　　刷:重庆市国丰印务有限责任公司
幅面尺寸:158 mm×228 mm
印　　张:13.25
字　　数:184千字
版　　次:2023年1月 第1版
印　　次:2023年1月 第1次印刷
书　　号:ISBN 978-7-5621-5557-7
定　　价:39.80元

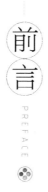

前言

PREFACE

　　伴随国民经济的快速增长,社会文明的不断进步,大众对自身健康日益重视,对疾病与健康的认识也从过去的"有病治病"逐渐向"无病先防"转变。同时,我国正加速进入人口老龄化社会,慢性疾病患病率逐年上升,慢性疾病及其并发症的致残率与致死率居高不下,这使得人们对自我健康管理的需求愈加迫切。摒弃伪科学,从医疗卫生的专业视角,以现代生活方式背景下健康促进、养生保健及疾病知识普及为主线,倡导健康四大基石,即合理膳食、适量运动、戒烟限酒、心理平衡,同时宣传正确认识疾病,引导读者科学就医,是编写此书的初衷。

　　本书共分九章,在厘清健康的内涵与外延的基础之上,分别从疾病危险因素、生活方式与行为、饮食习惯、心理、运动等多个层面说明了维护健康、减少疾病风险暴露的注意要点。再以健康管理的施行、居家自我保健技能和科学就医等三个现代人需要掌握的健康维护新技能为突破点,普及推广先进的健康理念,传授普通人易于掌握的保健技巧,形成理论与实践相结合、健康宣教与技能授予相衔接、知识讲解与趣味引导相融合的特点,也使本书区别于市面上普通的健康教育读本。希望广大的读者朋友,通过本书的阅读,能真正达到提高健康素养、习得保健技能的目的。

本书付梓在即，感谢全体编委的努力与付出，感谢出版社编辑的耐心与指导！祝愿大家拥有健康，享受幸福！

由于编者水平有限，百密难免一疏，不妥之处还请读者朋友们多加谅解，并不吝赐教，以期日臻完善。

吴宗辉

2022年4月

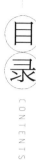

目
录

CONTENTS

# 一

## 健康面面观

有两种东西丧失后才发现它们的价值：青春和健康。

——阿拉伯谚语

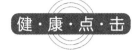

## 我们真的了解健康吗?

2021年国家卫健委发布的《2020年中国居民健康素养监测报告》显示:我国居民健康素养水平正稳步提高,2020年已达23.15%,较2019年的19.17%提高3.98个百分点,较2017年的14.18%提高8.97个百分点,但总体水平偏低。

国家卫健委专家指出,评价一个人是否具有健康素养,一是需要考察其是否具有基本的健康知识和理念,二是其是否具有健康的生活方式与行为,三是其是否具有维护和促进健康的基本技能。2020年我国居民健康素养水平监测结果意味着,目前15岁到69岁的人群每100人中大约仅23人具备基本的健康素养,了解基本的健康知识和理念,形成了基本的健康行为与生活方式,并具备基本的健康技能。

上述报告还指出,从科学健康观、传染病防治、慢性病防治、安全与急救、基本医疗、健康信息这6个方面来看,均有不同程度提升,传染病防治素养提升幅度最大。同时,居民知晓健康知识及理念相对较为容易,但养成健康行为和掌握健康技能较难。《"健康中国2030"规划纲要》主要指标之一,就是到2020年居民健康营养水平达到20%,2030年达到30%。由此可见,我们离真正的健康还有距离,作为现代人的我们也还没有完全了解健康的实质。

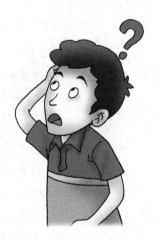

## （一）

# 健康知多少

在中国人的常识词典中,健康等于没病,没病即健康。任何疾病没走到发生症状引起个体痛苦感觉的地步,我们都认为自己所处的状态是健康的。而"没病"中的"病",又往往只局限于躯体上的痛痒难受等感觉,对于心理层面的问题,几乎没有关注,对健康维度的理解只有片面的一维。而古往今来,人们所认为的健康的实质到底是什么?且让我们一起来看看权威之言。

图1-1 健康的实质是什么

首先聚焦国际上的健康概念,早在1946年世界卫生组织成立之初,其宪章上就明确定义了健康的概念:健康乃是一种在身体上、心理上和社会上的完满状态,而不仅仅是没有疾病和虚弱的状态。该定义从躯体、心理、社会适应的三维角度立体诠释了健康的含义,时至今日,仍是最全面、最完备的健康定义。当然,世界卫生组织定义的健康概念强调的是一种完满的状态,是人的生理、心理、社会适应三方面都被界定为完美无缺时的标准,作为普通人,只可能无限趋近,不断追求,而很难达到定义里各个层面完满的境界。

1978年世界卫生组织补充了衡量健康的10条标准:①精力充沛,能从容不迫地应付日常生活;②处事乐观,态度积极,乐于承担任务,不挑剔;③善于休息,睡眠良好;④应变能力强,能适应各种环境变化;⑤对一般感冒和传染病有一定的抵抗力;⑥体重适当,体态均匀,身体各部位比例协调;⑦眼睛明亮,反应敏锐,眼睑不发炎;⑧牙齿洁白,无缺损,无疼痛感,牙龈正常,无蛀牙;⑨头发光洁,无头屑;⑩肌肤光泽而有弹性。除此之外,还有衡量心理健康的7条标准:①智力正常;②善于调控情绪;③具有较强的意志品质;④人际关系和谐;⑤主动适应和改善现实环境;⑥保持完整和健康的人格;⑦心理行为符合年龄特征。以上标准充分阐释了健康的多维度含义,形象具体地描述了个体健康的方方面面。

再看国内对于健康的定义,中国传统医学认为"七情"(喜、怒、忧、思、悲、恐、惊)和"六邪"(风、寒、暑、湿、燥、火)是影响个体健康的因素,强调只有生理和心理与外界环境保持平衡,才能维持整体的健康。我国现存最早的医学典籍《黄帝内经》对健康早有论述,从古代朴素唯物主义的角度提出了人体阴阳与自然环境的协调、精神心理因素与机体脏腑的协调等精辟论点。由此可见,我们的祖先对健康的认识是非常全面而精准的,值得现代人学习和深思。

国内医学界于2005年汇集北京市顶尖医学专家的共识,汇编成《北京健康手册》,提出了"完全健康十标志":①眼睛明亮,炯炯有神——精力旺盛,精气神足;②声音清晰,呼吸从容——心肺功能良好,体力充沛;③二便规律,排泄通畅——泌尿与消化系统功能正常;④身体灵活,行动敏捷——肌肉、筋骨、关节强健;⑤不胖不瘦,形体适中——慢性病危险因素降低;⑥牙齿坚固,咀嚼力强——骨骼坚实,肾气充足;⑦脉搏柔软,和缓有力——血脉通畅,气血两调;⑧张弛有度,睡眠沉稳——神经系统调节良好;⑨充满信心,悦纳自己——自我欣赏,发展更好;⑩适应环境,公允待人——客观看人,和谐处世。该标准体现了现代医学对个体健康的总体看法,秉承了传统医学对"气血"的理念,且更加完备,参照性更强。

有这样一个比喻,把人的健康比作"1",而其才智、经历、出身、财富、修养、地位等比作"0",如果排头的"1"被抹去,身后无论多少个"0",终归还是"0",失去了其数倍、百倍、万倍的无穷意义。因此,健康不是一切,但是没有健康等于一无所有。假如一个人终其一生得不到健康的保障,将是极其痛苦的一生。一个健康的人,不仅要有无病的躯体,还要有强大的心理和良好的适应力,这就是新健康理念。而健康需要追求,需要维护,需要投入,更需要管理。健康在很大程度上要靠自身的努力,只有注重健康的维护才能谈及生存质量,才能保障高品质的寿命延长。健康的主要决定因素中,生活方式占60%,环境因素占17%,遗传因素占15%,而现代医疗服务仅占8%。因此,只要做好生活方式管理,科学利用医疗服务资源,每个人都能最大程度地保有健康,并且通过风险因素控制,很多慢性疾病的发生发展也会得到遏制。我们需要了解健康、管理自身、控制危险因素,不断促进健康,最终达到生理、心理、社会适应的和谐完满。

# （二）

# 健康四要素

现代人总结出了健康的四大要素：合理膳食、适量运动、戒烟限酒、心理平衡。

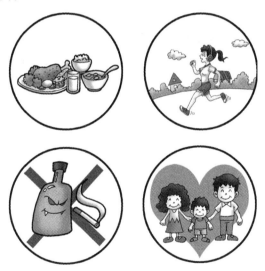

图1-2 健康四要素

## 1.合理膳食

民以食为天，人离不开饮食。人一生下来，除了呼吸，头等大事就是"吃"。吃是人类本能，口腹之欲，无师自通，没有会吃和不会吃的问题。但是现代社会进步了，经济发展了，物质丰富了，吃的东西种类多了,许多人反而不知道该如何吃了。现代营养学要求合理膳食,平衡饮食结构。会吃是指会健康地吃,吃出健康。然而现实生活中,不会吃的人很多,营养误区比比皆是。俗语说得好:"能吃能喝,未必健康;大吃大喝,身体受伤;胡吃胡喝,必定遭殃;会吃会喝,才是健康。"均衡的营养是实现健康的基本前提和保证。恶性肿瘤、心脑血管病、糖尿病以及骨质疏松症等慢性疾病都与饮食不当有着密切关系,如不及时加以纠正,听之任之,将严重危害社会大众的身体健康,大大降低生活质量,并给社会带来沉重的疾病负担。

合理膳食的核心是营养均衡。营养素是生命的基础,是细胞生长、组织修复、抵抗力产生并维持机体正常生理功能的物质基础,它是人体正常生长、活动的源泉。一般来说,人体需要40余种营养素,可分为以下7大类:水、蛋白质、脂肪、碳水化合物、维生素、无机盐和膳食纤维。如果某种或某些营养素缺乏,会使机体生理功能受到影响甚至引发疾病。例如:缺乏维生素A可导致眼睛多泪、视物模糊、夜盲症、干眼炎、脱发、记忆力衰退等;缺乏维生素C可致坏血病;缺乏维生素D会使小儿患佝偻病;缺铁和叶酸可导致缺铁性贫血;缺钙则会导致骨软化症、性情不稳定、易动怒、关节痛、四肢麻木、抽筋;等等。另外,营养不均衡也会导致疾病,如脂肪摄入过多,而蛋白质、B族维生素、维生素E、膳食纤维摄入偏低,易导致动脉硬化等。所以营养均衡也非常重要。

因此,我们都应该学习营养知识,自觉调整膳食结构,做到如下几点:①烹调用油降下来;②粮食类主食地位涨上来;③蛋白质合理摄入不偏爱。

## 2.适量运动

早在公元前400年,古希腊医学家希波克拉底就曾提出"运动是实现健康生活的根本手段"这一著名理论。运动可以促进血液循环,增加肺活量,强健机体和身体器官,还可延缓衰老。积极参加体育活动不仅能从生理机能角度促进健康,还可以促进人际间的相互交流、沟通,释放心理压力,调节心理情绪。有研究报告表明,积极从事体能锻炼可有效降低血脂、控制血压、降低血糖、提高骨密度,同时有助于控制及治疗抑郁、焦虑等身心疾病。但是运动又是一把双刃剑,运动过度往往给个体健康带来损害。古人云:"适者寿。"凡事都要有个度,不过分,不走极端。运动要做到有恒、有序(循序渐进)、有度,不能操之过急,否则会适得其反。运动过度常见的问题有:膝关节损伤、肩关节软组织损伤、踝关节损伤和免疫功能抑制等。

那么,何时运动比较好呢?按照生物钟规律,人体状态最差的时候是早上6点到上午9点。这时空气质量也不好,植物夜间没有光合作用,不会产生新鲜氧气,这时做户外运动弊多利少。科学家证实,人体在下午4点以后,血液循环、器官功能都达到最活跃状态,其次为上午10点以后。如果能在这两个时间段到户外运动就很理想了。

人的每一天,不能只是三饱一倒,吃了就睡。那样既失去了生活的意义,也失去了健康的体魄。只要有运动观念,持之以恒,量力而行,就会终身受益。运动是现代生活的重要组成部分,生命在于运动,适量运动,健康长寿。

### 3.戒烟限酒

吸烟危害健康是不争的医学结论。控制吸烟,包括防治吸烟和促进吸烟者戒烟,已经成为人群疾病预防和个体保健中最重要和实效性最强的措施。我国是世界最大的烟草生产和消费国,吸烟对民众的健康影响尤为严重。据相关调查统计显示,我国吸烟人群逾3亿,另有约7.4亿非吸烟人群长期被动吸入二手烟。每年由于吸烟引起的各类疾病并导致死亡的病例超百万,而现有的吸烟人群中约有一半人会因吸烟而提早死亡,吸烟者的平均寿命比非吸烟者会缩短10年以上。大量研究证明,烟草中的有害物质对健康危害巨大,如吸烟可以导致多种恶性肿瘤、慢性呼吸

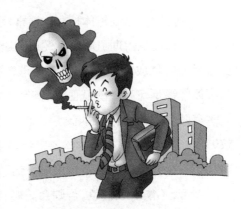

图1-3　吸烟有害健康

道疾病、肺结核、冠心病、脑卒中和外周动脉疾病、2型糖尿病等等。

反之,戒烟的益处多多。戒烟可以显著降低吸烟人群的死亡风险,吸烟者戒烟时间越长,死亡风险越低;戒烟可以大幅度降低吸烟者罹患肺癌、冠心病、慢性阻塞性肺病的风险,或延缓上述疾病的进展和改善预后;节约下买烟的资金;保障家人免受二手烟的毒害。各年龄段戒烟均有益处。戒烟越早,获益越多,越能改善吸烟导致寿命缩短的情况。无论何时戒烟,均可增加预期寿命的长度。与持续吸烟者相比,戒烟者更少伴有疾病和残疾。因此,戒比不戒好,早戒比晚戒好。

有科学家汇总过去30多年国际上发表的150多项、研究对象超过11.6万人的研究,证实饮酒和心血管疾病的关系密切。与不饮酒的人群相比,每天摄取20克酒精的人群冠心病的发生率降低约20%。即适量饮酒有益健康。但是,最新的研究报道称,适量饮酒对心血管系统的保护作用和机制还有待进一步研究,所以,并不推荐出于预防心脏病的目的长期饮酒,总之,少喝酒更有益健康。

反观过量饮酒,首先,会造成肝脏损害,长期过量饮酒者易患脂肪肝、酒精性肝病,从而导致肝硬化甚至肝癌;其次,会损害消化系统,引发消化系统炎症、溃疡和肿瘤;再次,过量饮酒可导致高血压、

高脂血症和冠状动脉硬化等。饮酒除了适量以外还应注意:不要空腹饮酒,饮白酒时不喝碳酸饮料,饮酒宜慢不宜快,饮酒时应多吃些绿叶蔬菜,饮酒后应吃易消化的食物,酒后不宜饮浓茶,血尿酸高者不宜饮啤酒。

### 4.心理平衡

心理平衡与健康的关系非常密切。

世界卫生组织对健康的定义强调了躯体、心理、社会适应的完满状态,换言之,有了心理平衡,才谈得上生理、社会适应的完满。因而心理平衡所带来的首要健康价值,就存在于现代人对健康的理解之中。

心理平衡的第二位健康价值是预防精神疾病的发生。精神疾病也有人理解为心理疾病,事实上,精神疾病的范围很广。从神经症到精神病,从口吃到自杀,从人格障碍到性变态等,都属于精神疾病的范畴,与心理疾病是有区别的,不能混为一谈。可以说,任何精神疾病的病因和病程之中,都能找到心理障碍的因素。心理平衡的维护,正如人体内部激素调节平衡能预防躯体疾病发生一样,能够有效防治精神疾病的发生和发展。现代治疗精神疾病的方法之中,心理治疗占有十分突出的地位。在治疗过程中,心理医生普遍会运用心理平衡原理。

心理平衡的第三位健康价值是缓解躯体疾病症状和预防身心疾病。例如:在疼痛学研究领域,科学家们普遍认为"疼痛是内部信息和外部信息相互作用的结果"。"内部信息"不仅是病灶激发的,也是中枢神经系统在传导或加工过程中出现的问题,因为中枢神经系统的信息处理会受到心理因素的干扰。内外信息作用的结果很容易导致心理失衡,从而放大疼痛的感受。研究还发现,许多疼痛感受与疾病本身的发生、发展不是同步消长的,常常受到心理因素干扰，出现躯体上没有病变也会发生疼痛的现象，如"紧张性头痛"。

心理平衡的第四位健康价值是促进长寿。有调查表明，很难在长寿老人中找到一位平日总是内心压抑或焦躁不安的代表。许多耄耋老人在谈及长寿"秘诀"时，除了饮食起居等日常活动的内容以外，总少不了心理平衡的窍门分享，如豁达乐观、杜绝暴怒狂喜等等。平日里人们谈论的养生之道，有许多实质上就是"养心之道"，如外修、内修，其中的"内修"就主要是指修炼遇事心平气和的本领。

心理平衡的第五位健康价值是利于优生优育。古语有云"子在腹中，随母听闻"，可见在我国古代，人们就已认识到，受孕和怀孕期间有精神创伤的夫妇，孕育的孩子身心健康会受到影响。传说周文王的母亲很注意孕期的精神卫生，《列女传·母仪传·周室三母》中有"及其有娠，目不视恶色，耳不听淫声，口不出敖言"之说。胎教的原理，也可以用现代医学知识加以解释。母体若能保持良好的心态，使身心和谐，胎儿的营养供给和胎盘外环境就会更加舒适合宜，从而保证胎儿健康发育。

## （三）

# 健康素养

　　世界卫生组织于2010年将"健康素养"定义为：人们获取、理解、实践健康信息和服务，并利用这些信息和服务做出正确的判断和决定，促进自身健康的能力。由此可见，一个具有较高健康素养的人，应该具备以下5点：①具有主动学习健康知识的意识；②能够熟练阅读、收听或收看并理解健康教育宣传材料；③能够从健康教育信息中获取促进健康的技能；④能够判断哪些事物、行为或活动是对健康有害的；⑤能够正确地选择有利于自身健康的服务。

　　健康素养可以分为功能性健康素养、互动性健康素养和评判性健康素养。功能性健康素养主要指读书、交流、识数等与获取健康信息或服务等密切相关的基本能力，如能看懂体检预约单、顺利完成检查和理解用药剂量；互动性健康素养主要指日常生活中通过各种传播方式，积极寻求获得健康信息并应用新知识改变健康状况的能力；评判性健康素养主要指对获取的健康信息加以分析判断，并根据自己的实际情况将健康知识运用到日常事件和生活中的能力。

　　2008年卫生部组织相关专家，启动"中国公民健康素养促进行动"，并出版了《健康66条——中国公民健康素养读本》，于2015年进行了修订。读本详细阐述了健康素养的内涵和外延，现摘要如表1-1：

表1-1 健康66条纲要

| 1.基本知识和理念 | 2.健康生活方式与行为 | 3.基本技能 |
|---|---|---|
| (1)健康不仅是没有疾病或虚弱,而且是身体、心理和社会适应的完好状态。 | (26)健康生活方式主要包括合理膳食、适量运动、戒烟限酒、心理平衡4个方面。 | (55)关注健康信息,能够获取、理解、甄别、应用健康信息。 |
| (2)每个人都有维护自身和他人健康的责任,健康的生活方式能够维护和促进自身健康。 | (27)保持正常体重,避免超重与肥胖。 | (56)能看懂食品、药品、保健品的标签和说明书。 |
| (3)环境与健康息息相关,保护环境,促进健康。 | (28)膳食应以谷类为主,多吃蔬菜水果和薯类,注意荤素、粗细搭配。 | (57)会识别常见的危险标识,如高压、易燃、易爆、剧毒、放射性、生物安全等,远离危险物。 |
| (4)无偿献血,助人利己。 | (29)提倡每天食用奶类、豆类及其制品。 | (58)会测量脉搏和腋下体温。 |
| (5)每个人都应当关爱、帮助、不歧视残疾人员。 | (30)膳食要清淡,要少油、少盐、少糖,食用合格碘盐。 | (59)会正确使用安全套,减少感染艾滋病、性病的风险,防止意外怀孕。 |
| (6)定期进行健康体检。 | (31)讲究饮水卫生,每天适量饮水。 | (60)妥善存放和正确使用农药等有毒物品,谨防儿童接触。 |
| (7)成年人的正常血压为收缩压≥90 mmHg且<140 mmHg;舒张压≥60 mmHg且<90 mmHg;腋下体温36~37 ℃;平静呼吸16~20次/分;心率60~100次/分。 | (32)生、熟食品要分开存放和加工,生吃蔬菜水果要洗净,不吃变质、超过保质期的食品。 | (61)寻求紧急医疗救助时拨打120,寻求健康咨询服务时拨打12320。 |
| (8)接种疫苗是预防一些传染病最有效、最经济的措施,儿童出生后应按照免疫程序接种疫苗。 | (33)成年人每日应当进行6000~10000步当量的身体活动,动则有益,贵在坚持。 | (62)发生创伤出血量较多时,应当立即止血、包扎;对怀疑骨折的伤员不要轻易搬动。 |
| (9)在流感流行季节前接种流感疫苗可减少患流感的机会或减轻患流感后的症状。 | (34)吸烟和二手烟暴露会导致癌症、心血管疾病、呼吸系统疾病等多种疾病。 | (63)遇到呼吸、心跳骤停的伤病员,会进行心肺复苏。 |
| (10)艾滋病、乙肝和丙肝通过血液、性接触和母婴3种途径传播,日常生活和工作接触不会传播。 | (35)"低焦油卷烟""中草药卷烟"不能降低吸烟带来的危害。 | |
| (11)肺结核主要通过病人咳嗽、打喷嚏、大声说话等产生的飞沫传播;出现咳嗽、咳痰2周以上,或痰中带血,应及时检查是否得了肺结核。 | (36)任何年龄戒烟均可获益,戒烟越早越好,戒烟门诊可提供专业戒烟服务。 | |

续表

| 1.基本知识和理念 | 2.健康生活方式与行为 | 3.基本技能 |
|---|---|---|
| (12)坚持规范治疗,大部分肺结核病人能够治愈,并能有效预防耐药结核的产生。<br>(13)在血吸虫病流行区,应尽量避免接触疫水;接触疫水后,应及时进行检查或接受预防性治疗。<br>(14)家养犬、猫应接种狂犬病疫苗;人被犬、猫抓伤、咬伤后,应立即冲洗伤口,并尽快注射抗狂犬病免疫球蛋白(或狂犬病)和人用狂犬病疫苗。<br>(15)蚊子、苍蝇、老鼠、蟑螂等会传播疾病。<br>(16)发现病死禽畜要报告,不加工、不食用病死禽畜,不食用野生动物。<br>(17)关注血压变化,控制高血压危险因素,高血压患者要学会自我健康管理。<br>(18)关注血糖变化,控制糖尿病危险因素,糖尿病患者应加强自我健康管理。<br>(19)积极参加癌症筛查,及早发现癌症和癌前病变。<br>(20)每个人都可能出现抑郁和焦虑情绪,正确认识抑郁症和焦虑症。<br>(21)关爱老年人,预防老年人跌倒,识别阿尔茨海默病。<br>(22)选择安全、高效的避孕措施,减少人工流产,关爱妇女生殖健康。<br>(23)保健品不是药品,正确选用保健食品。 | (37)少饮酒,不酗酒。<br>(38)遵医嘱使用镇静催眠药和镇痛药等成瘾性药物,预防药物依赖。<br>(39)拒绝毒品。<br>(40)劳逸结合,每天保证7～8小时睡眠。<br>(41)重视和维护心理健康,遇到心理问题时应当主动寻求帮助。<br>(42)勤洗手、常洗澡、早晚刷牙,饭后漱口,不共用毛巾和洗漱用品。<br>(43)根据天气变化和空气质量,适时开窗通风,保持室内空气流通。<br>(44)不在公共场所吸烟,吐痰、咳嗽、打喷嚏时遮掩口鼻。<br>(45)农村使用卫生厕所,管理好人畜粪便。<br>(46)科学就医,及时就诊,遵医嘱治疗,理性对待诊疗结果。<br>(47)合理用药,能口服不肌注,能肌注不输液,在医生指导下使用抗生素。<br>(48)戴头盔、系安全带,不超速、不酒驾、不疲劳驾驶,减少道路交通伤害。<br>(49)加强看护和教育,避免儿童接近危险水域,预防溺水。<br>(50)冬季取暖注意通风,谨防煤气中毒。 | (64)抢救触电者时,要首先切断电源,不要直接接触触电者。<br>(65)发生火灾时,用湿毛巾捂住口鼻,低姿逃生;拨打火警电话119。<br>(66)发生地震时,选择正确避震方式,震后立即开展自救互救。 |

续表

| 1.基本知识和理念 | 2.健康生活方式与行为 | 3.基本技能 |
|---|---|---|
| (24)劳动者要了解工作岗位和工作环境中存在的危害因素,遵守操作规程,注意个人防护,避免职业伤害。<br>(25)从事有毒有害工种的劳动者享有职业保护的权利。 | (51)主动接受婚前和孕前保健,孕期应当至少接受5次产前检查并住院分娩。<br>(52)孩子出生后应当尽早开始母乳喂养,满6个月时合理添加辅食。<br>(53)通过亲子交流、玩耍要促进儿童早期发展,发现心理行为发育问题要尽早干预。<br>(54)青少年处于身心发展的关键时期,要培养健康的行为生活方式,预防近视,超重与肥胖,避免网络成瘾和过早性行为。 | |

# （四）
# 何谓"健商"

　　健商（Health Quotient，简称 HQ）是健康商数的缩写，它反映了一个人的健康才智，即一个人的健康智慧及其对健康的态度，是评估个体健康的新方法。这个概念由人类健康专家、加拿大籍华人谢华真教授在总结现代保健医学，融合传统医学精粹的基础上于2001年首次提出的。健商是一个以现代科学引证和健康知识为基础的、全面综合的、验证严明的、内容广博的健康概念。从健商的角度阐述，健康状况良好是指人身体、精神、情感、信仰、生活环境和社会环境上的状况良好，它包含了人类所有生存因素上的健康，也指生命质量的状态良好。健商强调身心关联是建立完善的自我保健基础。有健康的精神意识，神情轻松从容，心境平和，人就更为健康。科学研究已发现，对生活充满信心和信仰坚定的人常常是我们当中最健康的人。

　　身体健康是每个人最值得拥有的财富，它胜过银行里有取之不尽用之不竭的存款。人人都知道在生活中省吃俭用，精打细算，拼命工作，花费心思，抓住机遇，才可能拥有一笔可观的存款。但是我们有没有仔细想过，为了自己的身心健康，每个人付出过多少时间？花费过多少心思？在身体尚未出现病痛之前，我们总是想当然地以为健康是不需要呵护的。健商的意义在于，明确我们对健康的主宰权,而不是把一切交给专家来处理。在现代医疗中,我们过于依赖药物、外科手术和某些治疗方法,而忽略了自我保健是另一种重要手段。殊不知,人们在健康的生活经历、个人信念和天生的抵抗力基础上累积起来的自我保健能力才是最强大、最容易利用的。

健康首先取决于自己,珍惜生命从提高健商开始。一个人光有智商是不够的,人生的成功是综合素质保证下的成功,智商、情商和健商,一个都不能少。其中,健商是人生所有一切的保证,因为没有健康作为人生的基础,什么都无从谈起。没有健商意识,没有良好的身体,即使事业再辉煌,终是白忙一场。因此,要正确处理好这三个"商"的辩证关系,树立确保一生健康的思想意识,不做现代社会的"健盲"。

## 健康回眸

1.健康的定义是在身体上、心理上和社会上达到的完满状态,而不仅仅是没有疾病和虚弱的状态。

2.健康四要素指心理平衡、合理膳食、戒烟限酒、适量运动。

3.健康素养的定义是人们获取、理解、实践健康信息和服务,并利用这些信息和服务做出正确的判断和决定,促进自身健康的能力。

4.健商指一个人的健康智慧及其对健康的态度,从一个人已具备和应具备的健康意识、健康知识和健康能力这3个方面考察。

# 二

## 远离健康杀手

身心疲乏是一种危机状态，它是健康的主要杀手。

——佚名

# 关注慢性病，提高生活质量！

　　2020年国家卫健委发布的《中国居民营养与慢性病状况报告（2020）》显示：2019年我国18岁及以上居民高血压患病率为27.50%，糖尿病患病率为11.90%，与2015年相比，患病率呈上升趋势。40岁及以上居民慢性阻塞性肺病患病率为13.60%。根据2020年发布的2016年全国肿瘤登记结果分析，我国居民癌症发病率为293.91/10万，肺癌和乳腺癌分别位居男、女性发病首位，平均每天超过1万人被确诊为癌症，每分钟就有7人被确诊为癌症。

　　同时，2019年全国居民慢性病死亡率为533/10万，占总死亡人数的88.50%。心脑血管病、癌症和慢性呼吸系统疾病为主要死因，占总死亡的80.70%，癌症死亡率为174.55/10万（前五位分别是肺癌、肝癌、胃癌、食道癌、结直肠癌），2017年慢性呼吸系统疾病死亡率为51.23/10万。

　　随着人们生活质量和保健水平不断提高，人均预期寿命不断增长，老年人口数量不断增加，我国慢性病患者的基数也在不断扩大，但我们也应该清醒地认识到个人不健康的生活方式对慢性病发病所带来的影响、综合考虑人口老龄化等社会因素和吸烟等危险因素现状及变化趋势，我国慢性病的总体防控形势依然严峻，防控工作仍面临着巨大挑战。而通过改变个人不良生活方式，减少慢性病高危因素，是慢性病防控工作的重中之重。

## （一）

# 慢性病高危是祸首

　　慢性病为慢性非传染性疾病的简称，是指病程为长期，很难或几乎不能治愈的疾病。主要包括心脏病、脑血管疾病、恶性肿瘤、糖尿病、慢性肺部疾患、肝肾疾病等。其中心脑血管病、癌症、糖尿病和慢性呼吸系统疾病等慢性病发病广、致残致死率高，严重危害人群健康，给个人、家庭和社会带来沉重负担。慢性病的患病、死亡与经济、社会、人口、行为、环境等因素密切相关。伴随工业化、城镇化、老龄化进程加快，我国慢性病发病人数快速上升，已成为重大的公共卫生问题，是因病致贫返贫的重要原因，若不及时有效控制，将带来严重的社会经济问题。

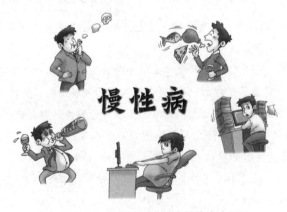

图2-1　不健康生活引发慢性病

《中国吸烟危害健康报告2020》还显示：我国现有吸烟人数超过3亿，15岁以上人群吸烟率为26.60%，其中男性吸烟率高达50.50%，非吸烟者中暴露于二手烟的比率为68.10%。2015年全国18岁及以上成人的人均年酒精摄入量为3升，饮酒者中有害饮酒率为9.3%，其中男性饮酒者为11.1%。成人经常锻炼率为18.7%。吸烟、过量饮酒、体力活动不足和高盐高脂饮食是慢性病发生、发展的主要行为危险因素。经济社会快速发展和社会转型给人们带来的工作、生活压力，对健康造成的影响也不容忽视。

### 1.吸烟的危害

吸烟有一定的社会性，在社交中具有一定的社会功能，但同时又可能诱发多种疾病，对个体及他人健康带来极大危害。

（1）致癌作用。

有研究指出，烟草中含有5000多种化学物质，其中约40种对人体具有致癌性。吸烟可降低自然杀伤细胞的活性，从而削弱机体对肿瘤细胞生长的监视、杀伤和清除功能，这进一步解释了为什么吸烟是多种癌症发生的高危因素。

吸烟是肺癌的重要致病因素之一，同时研究发现吸烟是引起肺癌的关键炎症因子。相关数据显示，每年近160万肺癌死亡病例中有90%为吸烟引起。此外，吸烟与喉癌、膀胱癌、唇癌、舌癌、口腔癌、食道癌、胃癌、结肠癌、胰腺癌、肾癌和子宫颈癌的发生都有一定关系。临床研究和动物实验表明，烟雾中的致癌物质还能通过胎盘影响胎儿，致使子代的癌症发病率显著增高。

（2）对心脑血管的影响。

吸烟是许多心脑血管疾病的主要危险因素，吸烟者冠心病、高血压病、脑血管病及周围血管病的发病率均明显升高。烟雾中的尼古丁和一氧化碳是公认的引起冠状动脉粥样硬化的主要有害因素。

吸烟可损伤血管内皮细胞,并引起血清高密度脂蛋白胆固醇降低,低密度脂蛋白胆固醇升高,前列腺素水平降低,从而引起周围血管及冠状动脉收缩、管壁变厚、管腔狭窄和血流减慢,造成心肌缺氧。尼古丁又可促使血小板聚集;烟雾中的一氧化碳与血红蛋白结合形成碳氧血红蛋白,影响红细胞的携氧能力,造成组织缺氧,从而诱发冠状动脉痉挛。组织缺氧会造成代偿性红细胞增多症,使血黏滞度增高。此外,吸烟可使血浆纤维蛋白原水平增加,导致凝血系统功能紊乱;吸烟还可影响花生四烯酸的代谢,使前列腺素生成减少,血栓素 $A_2$ 相对增加,从而使血管收缩,血小板聚集性增强。以上这些都可能促进冠心病的发生和发展。由于心肌缺氧,心肌应激性增强,容易诱发心室颤动,所以有冠心病的吸烟者发生心律不齐、心源性猝死的危险性增高。

（3）对呼吸道的影响。

吸烟是慢性支气管炎、肺气肿和慢性阻塞性肺病的主要诱因。长期吸烟可使支气管黏膜的纤毛受损、变短,影响纤毛的清除功能。此外,黏膜下腺体增生、肥大,黏液分泌增多,黏液成分变黏稠,容易阻塞细支气管,加重局部炎症反应。

（4）对消化道的影响。

吸烟可引起胃酸分泌增加,并能抑制胰腺分泌弱碱性消化液,致使十二指肠"酸负荷"增加,诱发溃疡。烟草中的烟碱可使胃幽门括约肌张力降低,易使胆汁反流,从而削弱胃、十二指肠黏膜的防御因子,促使慢性炎症及溃疡发生,还可能造成原有溃疡延迟愈合。此外,吸烟还可降低食管下括约肌的张力,易引起胃液倒流进食道,造成反流性食管炎。

（5）对生殖健康的影响。

烟草中的尼古丁有抑制性激素分泌及杀伤精子的作用,同时烟草燃烧产生的有害物质可阻碍精子和卵子的结合,会大大降低妇女的受孕机会。吸烟女性更易出现月经紊乱、流产、绝经提前等症状，并可导致绝经后的骨质疏松症状更加严重。

（6）被动吸烟同样有危害。

被动吸烟是指生活和工作在吸烟者周围的人们，不自觉地吸进烟雾尘粒和各种有毒物质。被动吸烟者所吸入的有害物质浓度并不比吸烟者低，吸烟者吐出的冷烟雾中，烟焦油含量比吸烟者吸入的热烟雾中的多1倍，苯并芘多2倍，一氧化碳多4倍。因而被动吸烟对人体的危害更大。

### 2.过量饮酒的危害

酒的主要成分是酒精，化学名叫乙醇。酒精对人的损害中，最重要的是对中枢神经系统的损害。它使神经系统从兴奋到高度抑制，严重破坏其正常功能。此外，还从以下几个方面对身体产生损害：

（1）引起人体营养素缺乏。

①蛋白质、脂肪、糖的缺乏。酒能使胃蠕动能力降低，造成继发性恶心，使嗜酒者丧失食欲，进食量下降，引起营养素缺乏。

②蛋白质的消化率下降。长期嗜酒者会引发萎缩性胃炎，其胃酸及胃蛋白酶也都低于正常人。

③多种维生素的缺乏。饮酒最容易造成的是叶酸缺乏，其次为维生素 $B_1$、烟酸及维生素 $B_6$ 的缺乏。

④钙、镁、锌等元素缺乏。一方面，由于酒精影响小肠的功能且对消化腺有损害，常可出现脂肪痢，导致排便时损失多种无机盐的同时，也使无机盐从肾的排泄增多；另一方面，嗜酒者从饮食中获得无机盐的量减少，可使血液中锌、铜、镁等水平下降。

（2）损害肝脏。

酒精的代谢主要是在肝脏内进行，90%~95%的酒精都要通过肝脏代谢。因此,饮酒对肝脏的损害特别大。酒精能损伤肝细胞,引起肝细胞病变。连续过量饮酒者易患脂肪肝、酒精性肝炎,进而可发展为酒精性肝硬化,最后可导致肝癌。

(3)损害消化系统。

酒精能刺激食道和胃黏膜,引起消化道黏膜充血、水肿,导致食道炎、胃炎、胃及十二指肠溃疡等。过量饮酒是导致某些消化系统癌症的因素之一。

(4)导致高血压、高脂血症和冠状动脉硬化。

酒精可使血液中的胆固醇和甘油三酯升高,从而发生高脂血症或导致冠状动脉硬化。血液中的脂质沉积在血管壁上,使血管腔变小引起高血压,血压升高有诱发中风的危险。长期过量饮酒可使心肌发生脂肪变性,心脏的弹性收缩力减小,影响心脏的正常功能。

(5)诱发事故和暴力行为。

长期饮酒者的中枢神经系统往往处于慢性乙醇中毒状态,有的发展为酒精中毒性精神病和酒毒性动觉症。该类患者时有伤人、毁物等行为。酒精能使人失去自控能力,有发生事故和暴力行为的危险。

(6)导致贫血。

酒精在人体内的代谢产物进入血液后,能侵蚀红细胞及其他血细胞的细胞膜,会引起血细胞萎缩、破裂、溶解,数量不断减少,并能导致骨髓造血功能减退,从而造成严重贫血。

(7)导致肥胖。

酒精热量较高,进入人体后首先被吸收、氧化,使与酒同时或酒后吃下的食物不能被及时消化和利用,在体内转化为脂肪储存起来。

(8)降低人体免疫力。

酒精可侵害机体防御体系中的吞噬细胞、免疫因子和抗体,致使人体免疫功能减弱,容易发生感染,导致溶血。

(9)诱发胎儿先天性畸形。

孕妇饮酒,酒精可能通过胎盘进入胎儿体内直接毒害胎儿,阻碍胎儿脑细胞的分裂。男性长期饮酒会出现睾丸萎缩,导致精液的质量下降。

### 3.高盐高脂饮食的危害

众所周知,高盐饮食可以升高血压。根据《中国居民膳食营养素参考摄入量》,18岁以上成人每天钠的适宜摄入量为1500 mg(约为3.75 g食盐),世界卫生组织推荐非高血压糖尿病患者每天不超过5 g,高血压患者每天不超过3 g,糖尿病合并高血压患者每天不超过2 g。当人体摄入过多的钠后,会造成体内水钠潴留,导致血管平滑肌肿胀,管壁变细,对血管壁的侧压力增加,血压即会升高。而高血压前期会引起眩晕、心悸气短、失眠、肢体麻木(手指及脚趾麻木等)等症状,后期则会对血管、心脏及肾脏等重要器官产生危害,从而引发严重的并发症。高血压病的主要并发症是脑血管疾病,其次为肾脏病及猝死等。

高脂饮食是指摄入过多脂肪含量高的食品,例如油炸食品、肥肉、动物内脏、奶油制品,以及植物中的核桃、芝麻、花生等。脂肪可帮助人们保持体温、保持健康的皮肤和头发,对促进人体细胞功能的正常发挥起着重要的作用,同时也是大脑发育和肝脏生产胆固醇所必需的。根据《中国居民膳食营养素参考摄入量》,18岁以上成人每天脂肪的摄入量应占摄入总量的20%~30%。但长期食用高脂肪食品,体内的脂肪水平则会超过正常水平,若不能及时消耗多余脂肪,则会产生一些健康问题,例如糖尿病、高脂血症、痛风等代谢紊乱性疾病;甚至引起血栓堵塞血管,使管腔变细变窄,导致心肌缺血,可能发生心绞痛或心肌梗死;还可引起直肠癌、回肠癌等多种癌症的发生。

### 4.体力活动不足的危害

体力活动是指任何由骨骼肌收缩引起的导致能量消耗的身体运动。体力活动是影响健康的重要因素。增加体力活动量对于降低各种疾病风险发挥了十分重要的作用。静坐少动、体力活动不足的生活方式会对健康造成严重的危害。研究表明,体力活动不足是心血管病和其他慢性疾病的风险因素,这些慢性疾病包括糖尿病、癌症(结肠癌和乳腺癌)、肥胖、高血压、骨和关节疾病(骨质疏松和骨关节炎)以及抑郁症。

### 5.工作生活压力的危害

随着工作和生活节奏的不断加快,超负荷的工作压力使许多人长期处于高度紧张的状态下,且常常得不到及时的放松调适,久而久之便会产生焦虑不安、精神抑郁等症状,重则诱发心理障碍或精神疾病。此外,工作压力过大会影响人体的脂肪代谢,最终导致血液中低密度脂蛋白含量过高,引发心脏病。工作压力大不仅会让人们疲劳、紧张、脾气暴躁,还可能导致糖尿病患病率提高45%,中风、失明和截肢的患病率风险也会同步提高。

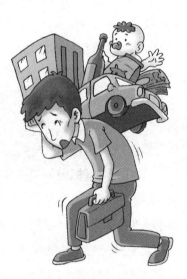

图2-2 工作生活压力

# 高危人群的甄别

2018年全国18岁及以上居民高血压患病率为25.2%,糖尿病患病率为9.7%,与以往相比,患病率呈上升趋势。2020年,全国18岁及以上居民超重率和肥胖率分别为34.3%和16.4%,6~17岁儿童青少年超重率和肥胖率分别为11.1%和7.9%。高血压、高血脂、糖尿病、超重与肥胖是健康的四大敌人。

1.高血压

（1）在未用抗高血压药的情况下,非同日3次测量,收缩压≥140 mmHg和（或）舒张压≥90 mmHg,可诊断为高血压。患者既往有高血压史,目前正在服用抗高血压药,血压虽低于140/90 mmHg,也应诊断为高血压。

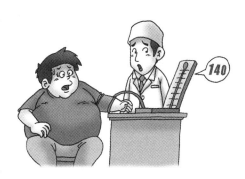

图2-3　高血压风险

（2）高血压的危险人群包括:有高血压家族史者;体重超重或肥胖者;吃盐过多者;大量饮酒者;膳食中动物脂肪过多,黄油和奶油过多,花生油、大豆油、橄榄油、核桃油、茶油不足者;吸烟者;注意力高度集中、精神紧张又缺少体力活动的工作者;中老年人;有妊娠高血压史者;血脂异常者;糖尿病患者等。

### 2.高血脂

(1)当血浆中一种或多种脂质成分异常增高,并引起一系列临床病理变化的病症,称为高脂血症。其化验结果显示:血清中总胆固醇、甘油三酯、低密度脂蛋白胆固醇水平单项或多项升高。

(2)高脂血症的危险人群包括:肥胖者;年龄在45岁以上的男性,50岁以上的女性;脑力劳动者;长期大量饮酒者;缺乏运动者;吸烟者;长期睡眠不佳、精神紧张、忧虑者。

### 3.糖尿病

(1)糖尿病是指一组以慢性血清葡萄糖(简称"血糖")水平增高为特征的代谢性疾病,是由于胰岛素分泌不足引起葡萄糖的利用和贮存受到影响,导致血液中葡萄糖浓度升高造成的。当血糖浓度超过一定水平时,多余的葡萄糖通过肾脏排出体外,便会出现尿糖阳性,故称糖尿病。

(2)糖尿病的危险人群包括:空腹血糖过高和糖耐量减退者;年龄超过45岁者;肥胖和超重者;有生育巨大胎儿(出生体重等于或大于4 kg)史者;有糖尿病或肥胖家族史者。

### 4.超重与肥胖

(1)超重与肥胖是指机体脂肪组织的量过多和脂肪组织比例相比于其他软组织比例过高。表现为体重超过相应的正常体重及由此引起的一系列临床症状。体重指数(BMI)=体重(kg)/身高的平方(m$^2$)。按照我国的判定标准,BMI≥24即为超重,BMI≥28为肥胖。

(2)超重与肥胖的危险人群包括:小学生、中老年人、女性和脑力劳动者。

# （三）

# 读懂健康红绿灯

　　临床上存在一组以疲乏无力、精力不够、肌肉关节酸痛、心悸胸闷、头晕头痛、记忆力下降、学习困难、睡眠异常、情绪低落、烦躁不安、人际关系紧张、社会交往困难等种种躯体或心理不适为主诉而就诊的人群，通过现代的医学仪器或检测方法却未发现阳性指标，或者虽有部分指标的改变，但尚未达到疾病的诊断标准。这种处于健康和疾病之间的状态，在20世纪80年代被苏联学者N.布赫曼教授称为"第三状态"。20世纪90年代初期，我国学者王育学提出用"亚健康"一词来指代这种"第三状态"，即指人的身心处于疾病与健康之间的一种状态，表现为力不从心和对外界适应力降低，并把这种状态称为"亚健康状态"。

　　亚健康的概念对应于世界卫生组织对健康及疾病概念的界定，此概念的提出源于高节奏生活带来的机体与心理的反应及人们对生活质量的重视。

　　世界卫生组织提出有关健康的概念为：健康不仅仅是没有疾病和不虚弱，而且是身体上、心理上和社会适应能力上三方面的完美状态。随着社会竞争的日趋激烈，生活节奏的逐步加快及居住环境的污染等，人们承受的压力越来越大，处于亚健康状态的人越来越多，严重影响了人们的生活质量。"亚健康状态"是一种动态的变化状态。处于亚健康的患者不能达到健康的标准,表现为一定时间的活力下降、功能和适应能力减退的症状。但若处于亚健康状态的人能及时进行自我疏导,则会走出亚健康阴影,如果任其发展,则会转成疾病。

人体出现亚健康状态时,常常有以下表现:

(1)心病不安,惊悸少眠:主要表现为心慌气短,胸闷憋气,心烦意乱,惶惶无措,夜寐不安,多梦纷纭。

(2)汗出津津,经常感冒:经常自汗、盗汗、出虚汗,稍不注意就感冒,怕冷。

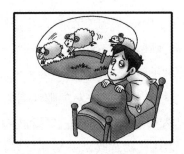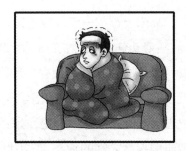

图2-4 失眠与怕冷

(3)舌赤苔垢,口苦便燥:舌尖发红,舌苔厚腻,口苦、咽干,大便干燥、小便短赤等。

(4)面色有滞,目围灰暗:面色无华,憔悴;双目周围,特别是眼下灰暗发青。

(5)四肢发胀,目下卧蚕:有些中老年妇女,晨起或劳累后足踝及小腿肿胀,下眼皮肿胀、下垂。

(6)指甲成象,变化异常:如指甲出现卷如葱管、相似蒜头、剥如竹笋、枯似鱼鳞、曲类鹰爪、塌同瘪螺、月痕不齐、峰突凹残、甲面白点等,均为甲象异常,病位或在脏腑,或累及经络、营卫阻滞。

(7)潮前胸胀,乳生结节:妇女在月经到来前两三天,四肢发胀、胸部胀满、胸胁串痛,妇科检查时乳房常有硬结,应给予特别重视。

(8)口吐黏物,呃逆胀满:常有胸腹胀满、大便黏滞不畅、肛门湿热之感,食生冷干硬食物常感胃部不适,口中黏滞不爽,吐之为快。重时,晨起非吐不可,进行性加重。此时,应及时检查是否胃部、食道有占位性病变。

(9)体温异常,倦怠无力:下午体温常常 37~38 ℃,手心热、口干、全身倦怠无力,应到医院检查是否有结核等。

(10)视力模糊,头胀头疼:平时视力正常,突感视力下降(非眼镜度数不适),且伴有目胀、头疼,此时千万不可大意,应及时到医院检查是否有颅内占位性病变。

## 健康回眸

1.慢性病是指病程长,很难或几乎不能治愈的疾病。主要包括心脏病、脑血管疾病、恶性肿瘤、糖尿病、慢性肺部疾患、肝肾疾病等。

2.慢性病受经济社会、生态环境、生活方式、遗传等多种因素影响,高血压、高血脂、高血糖、超重肥胖、吸烟、不健康饮食、缺乏运动、过量饮酒是慢性病的重要危险因素。

3.亚健康是指人体处于健康和疾病之间的一种状态,表现为一定时间内的活力降低、功能和适应能力减退的症状,但不符合现代医学有关疾病的临床或亚临床诊断标准。

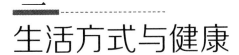

# 三

# 生活方式与健康

健康的四大基石——合理膳食，适量运动，戒烟限酒，心理平衡。

——世界卫生组织《维多利亚宣言》

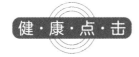

## 健康生活就是长寿之源

　　2012年,研究者对"中国长寿之乡"山东文登不同乡镇的100户常住人口中百位健康的长寿老人[男25例,女75例,年龄94~104岁,平均(97±2)岁]进行了问卷调查。问卷调查表包括健康状况、心理状况、运动锻炼情况、烟酒嗜好、家庭情况等38项内容。结果分析表明,健康长寿老人具有以下规律:①生活有规律,早睡早起,睡眠时间充足,睡眠质量佳;②生活方式良好,无不良生活习惯,戒烟限酒,积极锻炼身体,参加娱乐活动等;③坚持体力劳动,独立,有自理能力;④对生活满意度高,知足,心态平和,无明显大起大落情绪波动,性格开朗乐观;⑤家庭关系和睦,居住条件较好,经济医疗有保障,生活有子女照顾;⑥生活方式及饮食结构健康,可有效预防心脑血管疾病及恶性肿瘤等重大疾病。由此可见,良好的生活方式是保持健康、维护健康的法宝。

## （一）

# 现代生活方式中的健康隐患

生活方式主要是指在一定的历史时期和社会文化条件下，各个民族、阶级、社会群体的生活习惯和行为方式，主要包括人们的衣、食、住、行等物质生活方式和精神生活层面的价值观、道德观、审美观，以及与这些相关的方面。21世纪，社会与科技飞速发展，现代人的生活方式也随之发生着巨大的变化。为了更好地生活，人们努力奋斗，不断创新。但当人们积极追求着更加安逸舒适的生活，紧随时代步伐的同时，却不知道我们的健康正受到威胁。

### 1. 衣着打扮

现今社会，衣服的作用早已不再单单是为了御寒，更多的则是为了体现个人风采与品位。为了使身材看起来更加婀娜，委屈一下自己，紧一紧、冷一冷都不会是什么问题。当你已经习以为常的时候，健康却在为你买单。

（1）紧身牛仔裤在修身的同时也带来了腹胀、消化不良、下肢血液循环不良、腰背部疼痛、阴道炎、尿路感染等健康隐患。

（2）很多时候，风度和温度无法兼顾。凛冽寒风中，羊毛袜配超短裙，一个冬天下来，极有可能出现严重的关节炎。即便在炎炎夏日，穿着吊带衫、超短裙长期待在空调房里也会引起肩膀及膝盖的酸痛。

（3）塑身衣穿得过紧或时间过长,就会引起神经压迫和消化问题。上腹部的塑身衣在一定程度上还会阻碍呼吸时肺部的充分扩张。

（4）过紧的衬衣领口和领带会减少流向大脑的血液并增加眼压（眼压增加是青光眼的一种致病因素）,同时还会降低颈椎活动度,导致肩背部肌肉压力增加。

（5）不合适的内衣也存在不少健康隐患。如胸罩过大无法起到支撑作用,从而导致乳房及背部劳损;太紧则可能会导致胸廓扩张受限。

（6）另外,衣服的质地和清洁剂的使用也与皮肤健康息息相关。相比各类羊毛、棉和丝绸,合成纤维和混合纤维更容易导致过敏。衣物上可能含有甲醛的染料、衣物柔顺剂和免烫整理剂也可引起皮疹及其他过敏反应。

（7）鞋跟高度超过5厘米的高跟鞋一直与拇指肿胀、锤状趾、应力性骨折和踝关节扭伤等病症密切相关;平底但鞋底硬度大的鞋子如松糕鞋、雪地靴等因为缺乏对足弓的足够支撑,使足中部稳定性低,扁平的鞋底使足弓也受到较大冲击,易导致髋关节和踝关节以及跟腱疲劳和病变,夹脚拖鞋刺激脚掌上的神经,脚容易形成"爪形足"。

### 2.饮食习惯

中国美食风味多样、精致细腻。随着生活水平的不断提高,人们对食物的要求也愈加精益求精,但当下人们的饮食习惯仍存在不少健康隐患。

（1）吃得过咸及食用味精过多,使得人体对钠的摄入量过多,明显增加了高血压等心脑血管疾病的发病率及死亡风险。

（2）喜欢吃胆固醇含量较多的动物内脏及脂肪含量较高的红肉（猪、牛、羊肉等）。长时间高脂饮食不仅会使人出现肥胖,导致高血压、冠心病、脑梗死等心脑血管疾病,亦可诱发胆囊结石、胆囊炎、胰腺炎等消化系统疾病。

(3)喜欢吃腌制食品。进食过多腌制食品不仅增加了钠盐的摄入量,同时由于腌制食品中含有较多的亚硝酸盐,增加了癌症的发病机会。

(4)喜欢吃各种卤制品。制作卤制品时会加入肉桂、八角、茴香、丁香、花椒等香料,不但使人容易上火,而且由于其中含有一定量的黄樟素,有一定的诱变性和毒性,容易致癌。

(5)三餐不规律、进食过快、暴饮暴食等,容易引发胃炎、消化道溃疡、消化道恶性肿瘤等疾病。

(6)食品污染、环境污染及食品添加剂的滥用使得食品的营养价值及卫生安全性大大降低,严重威胁着人们的饮食健康。

### 3.居住环境

不知从何时起,我们的居住环境也不再那么适宜,对森林乱砍滥伐,污水废气随意排放,天空已不再洁净,空气不再清新,这些会对我们的健康造成哪些影响呢?

(1)空气污染:近年来,雾霾、PM2.5等词语已经成了民众心里挥之不去的阴影。这些大气污染物主要通过呼吸道进入人体内,对人体健康危害很大,主要表现为呼吸道疾病和生理功能障碍,同时眼鼻等组织受到刺激也易患病。

(2)水源污染:随着工业的进步,日趋严重的水污染已经对人们的健康构成了重大威胁。据世界权威机构调查,在发展中国家,各类疾病中有80%的疾病传播途径是饮用不卫生水,全球每年因饮用不卫生水造成至少2000万人死亡。

(3)噪声污染:噪声使人紧张,心情烦躁,注意力难以集中。长期处于噪声环境下不仅损伤听力、降低睡眠质量,还会诱发消化道溃疡、内分泌功能紊乱等多种疾病。

（4）室内装修污染：2012年，据中国室内装饰协会室内环境监测中心调查统计，我国每年由室内空气污染引起的死亡人数达11.1万人。油漆、胶合板、刨花板、泡沫填料、内墙涂料、塑料贴面、黏合剂等室内装修材料均含有甲醛、苯、氨、甲苯等有毒挥发物，会持续性释放，其中甲醛的持续挥发周期一般为3~8年，高浓度甲醛对神经系统、免疫系统、肝脏等都有害，更有致畸、致癌作用。

（5）其他：另外，房屋的设计对健康也有所影响，采光不足、通风不良、空气不流通、潮湿等情况也对居住其中的人们身心健康有一定影响。

### 4. 生活方式

现代人的生活丰富多彩，在这背后却隐藏着许多健康隐患。

（1）嗜好烟酒：长期大量吸烟会促进大动脉粥样硬化，小动脉内膜增厚。烟雾中的化学物质不仅会致癌，还会破坏气管壁上的绒毛，使黏液分泌增加，导致肺部疾病发病率增高。大量饮酒可增加冠心病、高血压、糖尿病的发病率，过度饮酒会引起酒精性肝硬化，酒精还会刺激消化系统，引起食管炎、胃炎、消化道溃疡等，暴饮狂饮还会诱发急性胰腺炎，严重时危及生命。烟酒齐下更会加倍损害健康，研究表明，尼古丁可降低血液中的酒精浓度，使酗酒者更易酗酒，但其无法减少酒精分解时产生的乙醛，还大大增加了乙醛对心脑血管和肝脏的损害。

（2）缺乏锻炼：世界卫生组织官员菲利普·德苏托·巴雷特指出：缺乏锻炼主要是指不能保证最低程度的体育锻炼，即成人每周150分钟的适度有氧运动或75分钟的剧烈有氧运动，也可两者结合达到相同水平。缺乏锻炼对健康的不良影响十分长久，例如引发肥胖、心脑血管疾病、免疫力下降等。世界卫生组织2013年6月发布的简报指出，缺乏锻炼已成为全球第四大死亡风险因素。据估算，每年全世界因缺乏锻炼而死亡的人数高达320万人,且近10年增长迅速。

(3)久坐:对现在的上班族而言,除了睡觉,大多数时间就是坐着,而久坐不仅会导致肩颈不适,引起或加重腰椎、颈椎疾病,还可导致痔疮加重、大便出血、膀胱功能失常等。另外,久坐还可使脑供血不足,导致脑供氧和营养物质减少,加重人体乏力、失眠、记忆力减退等症状并增大患阿尔茨海默病的可能性。

(4)睡眠亏欠:对现在大部分年轻人来说,夜晚才是其灵魂所在,但睡眠的缺乏不仅使人精神疲惫、记忆力下降、肤色暗淡、情绪控制力下降,长期的睡眠缺乏还会大大提高中风、肥胖、心血管疾病、糖尿病的风险。《睡眠》杂志刊登了一项涉及1741名男女参试者的为期10~14年的研究发现,男性每晚睡眠少于6小时会导致死亡率明显升高。

(5)网瘾:互联网已成为我们生活中日益重要的组成部分。友邦保险发布的2013年亚太地区健康生活指数调查研究成果报告表明,我国73%的受访者承认在网络上耗费更多时间并逐渐成瘾。同时,超过8成的受访者认同上网时间太多会造成不良坐姿,使人们无法获得充分的锻炼时间(89%)和睡眠时间(85%)。长时间上网还会导致新陈代谢紊乱、激素水平失衡、免疫力下降,引发紧张性头痛、电视性癫痫等疾患。另外,沉迷网络还会导致罹患网络孤独症、忧郁症等心理疾病。

### 5.心理压力

快节奏的城市生活、繁重劳累的工作,时常让人们感到紧张不安;人与人之间越发淡漠的交流,又让人们无法宣泄内心的忧郁和孤独。工作与生活的压力越来越大,困扰着人们,避无可避。在强大的心理压力影响下,人们会感到紧张不安,失去热情,容易疲劳,孤独抑郁。除了精神疾病以外，长期的精神紧张还会引发高血压、冠心病、糖尿病、胃肠神经症、偏头痛、神经性皮炎等多种身体疾病。

　　读者朋友，请停下你匆匆的脚步，思考一下，用自己的健康换取那些不和谐的物质、精神追求是否划算？最终你会如何选择？

（二）

# 现代生活方式病

随着社会的发展，人们物质生活水平提高。当人们盲目地追求物欲、享受现代文明的同时，威胁人类健康的疾病也随之而来。国外有报道称，现代生活方式病的发病率逐年升高且发病群体呈低龄化趋势。

何谓现代生活方式病？现代生活方式病是一组慢性非传染性疾病，指由于人们衣、食、住、行等日常生活中的不良行为，以及社会、经济、精神、文化各个方面的不良因素，导致躯体或心理的疾病。如工作压力增大、生活节奏加快、膳食营养失衡、运动缺乏或少运动等长期积累所致，而非细菌、病毒、支原体、衣原体等微生物感染引起的疾病。

现代生活方式病也可分为结构病、能量过剩病和精神疾病三大类。其中结构病是指人身体结构由于长时间缺乏力的刺激或受到的力刺激不合理而引发的一类疾病，包括脊柱疾病（颈椎病、腰椎间盘突出等）、关节疾病（髌骨软化、股骨头坏死、肩周炎等）和骨骼疾病（主要指骨质疏松）。能量过剩病是指人体长期能量摄入相对过剩所引起的一类疾病，包括高血压、冠心病等心脑血管疾病、肥胖、脂肪肝、糖尿病等。精神疾病是指由于家庭、社会环境等外在原因和患者自身的生理遗传因素、神经生化因素等内在原因相互作用所导致的,以心理活动、行为及其神经系统功能紊乱为主要特征的一组病症。随着人们生活、工作、交流的方式改变,现代生活方式病中也逐渐出现一些新名词,如"办公臀""触屏指""鼠标手""电脑颈""沙发腰""汽车肾""屏幕眼""耳机聋""空调肺"等。另外,世界卫生组织的研究报告显示,1/3的癌症是由吸烟引起,35%的癌症与饮食有关。这些由生活方式引发的癌症被称为生活方式癌。所有癌症病例中生活方式癌所占的比例高达80%。

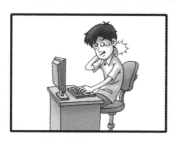
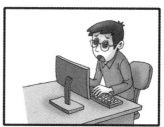
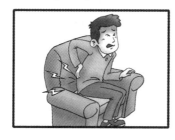
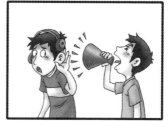

图3-1　现代生活方式病

世界卫生组织已将现代生活方式病列为21世纪威胁人类健康的"头号杀手"。怎样才能有效地控制及预防现代生活方式病呢?健康教育专家赵霖教授指出:解决现代生活方式病的根本在于告别不健康的生活方式,平衡饮食,适度运动,戒烟少酒,心理平衡。

不科学的生活方式导致疾病,因此预防生活方式病最重要的是进行生活方式管理。科学的生活方式管理包括个人生活信息管理、个人生活方式与疾病相关性评估、建立健康的生活方式计划和改善不科学的生活方式4个部分。

（1）个人生活信息管理：了解个人生活方式，包括饮食与生活习惯、嗜好、既往史及家族病史、体检信息等，对判断个人生活方式科学与否起决定作用。

（2）个人生活方式与疾病相关性评估：包括个人生活方式、健康危险因素、疾病风险、疾病并发症风险等评价，掌握个人生活方式与所患疾病的关系。

（3）建立健康的生活方式计划：获得个人生活方式的危险因素后，可通过专业人士指导，建立个人生活方式改善计划。

（4）改善不科学的生活方式：改善不科学的生活方式可以从以下几个方面着手：①持之以恒地进行适时、适式、适度的有氧运动；②饮食多样化，多吃蔬菜和水果，增加膳食中粗粮的比例，多吃豆制品，多喝牛奶，少吃油、盐、糖，少吃腌、熏、炸、烤食品；③改善个人卫生习惯；④戒除一些不良嗜好或行为，如吸烟、酗酒、吸毒、赌博、不洁性行为等；⑤积极疏导心中的烦恼与压力，如聊天，参加一些体育或娱乐活动，听一些改善心情的音乐等；⑥正确面对压力，勇于面对逆境，敢于尝试，不断奋斗；⑦建立良好的人际关系，讲礼仪、懂诚信、会感恩；⑧保证足够的睡眠时间，提高睡眠障碍者的睡眠质量；⑨规律生活，经常运动，劳逸结合，顺应生物钟等；⑩增加预防生活方式病的知识，定期体检，及时就诊，积极康复。

掌握科学的生活方式管理，建立良好的生活方式，持之以恒，拥抱健康。

（三）

# 疲劳、神经衰弱及神经官能症

　　什么是神经衰弱？先引入一个案例：张某是一名大学教师，从小学习成绩优异，性格敏感多疑，自信心不足，情绪不稳定。5年来，由于工作紧张，任务重，压力大，张某逐渐出现失眠症状，表现为入睡困难，需两三个小时才能入睡，睡后易惊醒，多梦。白天昏昏欲睡，精神差，易疲劳，上课时注意力不集中，记忆力和学习效率下降，并出现头昏头痛，情绪烦躁。张某一直以为自己是太过疲劳，请假休息数日后症状缓解不明显，后到医院就诊，被诊断为神经衰弱。接下来了解一下神经衰弱。

　　首先第一步需要理解什么是疲劳。疲劳又称疲乏，是指主观上一种无力的不适感觉。但客观上会在同等条件下，失去其完成原来所从事的正常活动或工作的能力。长时间疲劳是神经

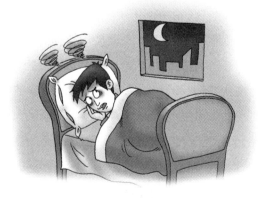

图3-2　入睡困难

衰弱的重要特征。神经衰弱是一种以脑和躯体功能衰弱为主的神经症,以易于兴奋又易于疲劳为特征,常伴有紧张、烦恼、易激惹等情绪症状及肌肉紧张性疼痛、睡眠障碍等生理功能紊乱症状。这些症状不是继发于躯体疾病和脑器质性病变,也不是其他任何精神障碍的一部分。起病较缓,迁延不愈,病情时轻时重,波动较大,并可追溯导致长期精神紧张、焦虑、疲劳的应激因素。

神经衰弱的病因一般包括两个方面:一是学习工作负担过重、家庭矛盾、生离死别、人际关系紧张等社会心理因素,这也是神经衰弱的主要病因;二是个体体质问题。该患者病前一般体质较弱,并具有情绪不稳定、多愁善感、自信心不足、做事犹豫不决等性格特点。神经衰弱一般是两类因素相互作用的结果。

神经衰弱的临床表现可分为3种类型:①兴奋型,该类患者除了有睡眠障碍、头痛、头昏、记忆力下降等神经衰弱的基本症状外,还伴有烦躁、易激动、怕热、心慌、多食等兴奋症状,其睡眠障碍主要表现为入睡困难;②抑郁型:该类患者多忧郁,爱钻牛角尖,对外界事物缺乏兴趣,头昏较明显,头痛较少见,怕冷,食欲下降,寡言少语等,其睡眠障碍主要表现为早醒;③混合型:该类患者具有兴奋型和抑郁型两种类型的综合表现。在病程中,三种类型可互相转换。

神经衰弱的治疗一般采用综合措施,注重对心理问题的认识、调适和解除。西医上,主要使用抗抑郁、抗焦虑、镇静催眠和神经阻滞剂等药物,同时可结合音乐及运动治疗。音乐治疗可调节患者的情绪状态,温和、舒缓的音乐可帮助患者放松;而动感、激烈的音乐可帮助患者发泄压抑的情绪。音乐能最大程度地调动患者的积极性,增强患者的自信心,从而达到治疗疾病的目的。同时有研究表明,运动,特别是长时间、中小负荷的运动,可建立全身血液循环与调整静态血液分配的条件反射,增强大脑皮质运动中枢的良性优势兴奋灶,有效抑制由神经衰弱引起的劣势兴奋灶,从而治疗神经衰弱。

神经官能症又可称为神经症、精神症,是一组神经机能性疾病的概括,主要表现为焦虑、抑郁、恐惧、强迫症状或神经衰弱症状。神经衰弱属于神经症的一种。无证实的器质性病变基础,与患者的现实处境不相称,但患者对存在的症状感到痛苦和无能为力,自知力完整。经大量研究发现,神经症患者多个性内向,情绪不稳定,生活单调乏味,情绪表达能力受限,家庭不和睦,有负性生活事件,人际关系紧张等,另外还包括遗传、文化因素。神经症患者一般采取心理治疗结合药物治疗。

随着社会的不断发展,人们的生活节奏越来越快,工作、学习的压力也越来越大,神经官能症的患病率也逐年升高,我们应该找到适合自己的方法,合理安排工作、学习、生活的时间与强度,积极调整心态、情绪,勇于面对挑战,健康开心地度过每一天。

## （四）

# 常见疾病的早期信号

先来看一则耳熟能详的故事：扁鹊见蔡桓公，立有间。扁鹊曰："君有疾在腠理，不治将恐深。"桓侯曰："寡人无疾。"扁鹊出。桓侯曰："医之好治不病以为功！"居十日，扁鹊复见，曰："君之病在肌肤，不治将益深。"桓侯不应。扁鹊出，桓侯又不悦。居十日，扁鹊复见，曰："君之病在肠胃，不治将益深。"桓侯又不应。扁鹊出，桓侯又不悦。居十日，扁鹊望桓侯而还走。桓侯故使人问之，扁鹊曰："疾在腠理，汤熨之所及也；在肌肤，针石之所及也；在肠胃，火齐之所及也；在骨髓，司命之所属，无奈何也。今在骨髓，臣是以无请也。"居五日，桓侯体痛，使人索扁鹊，已逃秦矣。桓侯遂死。

《扁鹊见蔡桓公》一文不仅讽刺蔡桓公讳疾忌医、专横跋扈，还指出了疾病的发生发展过程以及疾病早发现、早诊断、早治疗的重要性。我们的身体有精密的监测系统，当我们的健康受到威胁时往往会发出早期信号。那么哪些信号是需要被关注的呢？医学专业人士往往会从以下几个方面介绍：

（1）劳累后出现心慌、气短、呼吸困难，运动时或无明显诱因突感胸骨后疼痛或压迫感，时常出现脉搏过快、过慢、不规则，睡梦中突然惊醒，或心慌、胸闷，在公共场合比其他人更容易出现胸闷、心慌、憋气症状，突然头昏、眼前发黑，有跌倒的感觉（排除体位突然改变),长期发作的左侧肩颈、左上臂疼痛且久治不愈,排除口腔牙龈疾病的长期牙疼等都是心血管疾病的早期症状。

(2)如果突然出现一侧躯体麻木无力,口角歪斜,流口水,突然说话困难或听不懂别人说话,突然摇晃不稳,视物旋转,出现嗜睡或短暂的晕厥,出现难以忍受的头痛,伴恶心、呕吐,一过性(数秒或数分钟)的眼前发黑,短暂性的视物模糊,视角缺损、视力下降,请警惕脑血管疾病。剃须修胡症(持刀刮面时头转向一侧,突感手臂无力且说话不清,1~2分钟恢复)预示着脑卒中随时可能发生,数日哈欠连连(排除睡眠不足情况)是脑卒中的重要预警信号。

(3)再来看看消化道疾病在被明确诊断之前的一些典型症状,规律性上腹部不适(如进餐后上腹部不适,1~2小时后缓解,或空腹时不适,进食后缓解)需警惕消化道溃疡,长期嗳气、呃逆是慢性胃炎、功能性消化不良、消化道溃疡等疾病的早期症状。恶心、呕吐、食欲下降除需考虑急慢性胃炎外,还需警惕幽门梗阻、肝炎。进食后返酸、感胸骨后或剑突下烧灼样不适是胃食管反流病的最常见症状,进行性吞咽困难提示食道癌可能,便秘除饮食、生活习惯、药物引起的功能性便秘外,还可能是肠梗阻、肿瘤引起的器质性便秘。急性腹泻主要见于感染、中毒所致的肠炎、溃疡性结肠炎急性发作,慢性腹泻可见于肠道菌群失调、慢性溃疡性结肠炎等。

(4)另外,怕冷、疲乏、食欲减退但体重不见减轻、记忆力下降要考虑甲状腺功能减退,怕热、消瘦、心慌、爱出汗、进食及大便次数增加、体重减少要警惕甲状腺功能亢进;总觉得口干,喝水增加,进食增加,小便增加,体重明显减少是糖尿病典型的"三多一少"症状,记得去医院监测血糖。帕金森病起病隐匿,病情进展相对缓慢,但肢体抖动、僵硬,运动迟缓,步行障碍都会伴随着疾病的进展而出现。长期干咳,特别是嗜好吸烟者,需警惕肺癌可能。

(5)对于女性来说,性生活后出现阴道出血是宫颈癌的早期信号,乳房不规则、表面不光滑、不容易推动、有无痛感的包块时要警惕乳腺癌。

很多人只会在各种不适已经无法忍受的时候才会到医院就诊,常常错过了最佳就诊时机,后悔却也无法弥补。了解常见疾病的早期信号,及时发现并予以重视,及时诊断并得到正确的治疗,才能使我们的身体保持一个良好的状态,享受美好的生活及多姿多彩的人生。

## 健康回眸

1.生活方式是指在一定的历史时期和社会文化条件下,各个民族、阶级、社会群体的生活习惯和行为方式,主要包括人们的衣、食、住、行等物质生活方式和精神生活层面的价值观、道德观、审美观,以及与这些相关的方面。不良的生活方式对健康有着极大的威胁。

2.现代生活方式病是指一组慢性非传染性疾病,多指由于人们衣、食、住、行等日常生活中的不良行为,以及社会、经济、精神、文化各个方面的不良因素,导致躯体或心理的疾病。预防现代生活方式病最重要的是进行生活方式管理。科学的生活方式管理包括个人生活信息管理、个人生活方式与疾病相关性评估、建立健康的生活方式计划和改善不科学的生活方式4个部分。

3.神经衰弱是一种以脑和躯体功能衰弱为主的神经症,以易于兴奋又易于疲劳为特征,常伴有紧张、烦恼、易激惹等情绪症状及肌肉紧张性疼痛、睡眠障碍等生理功能紊乱症状。其病因主要包括社会心理因素和个体素质因素。可分为兴奋型、抑郁型和混合型。其治疗主要采取综合治疗,重在对心理问题的认识、调适和解除。

4.胸闷、头昏、恶心、烦渴等一些大家可能忽视的症状都可能预示着疾病的发生,了解心脑血管、消化系统、内分泌系统等慢性疾病的早期信号,自我检查,及时发现,及时治疗及控制,不仅可以减少医疗支出,更重要的是能大大减轻患者的痛苦,避免一些不可逆的损害。

# 四

健康膳食调养

食能排邪而安脏腑,悦神爽志,以资血气。

     ——[唐]孙思邈《千金要方·食治方》

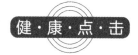

## 我国居民膳食结构的现状

　　当前我国城乡居民的膳食仍然以植物性食物为主、动物性食物为辅。随着社会经济发展,我国居民膳食结构向"富裕型"膳食结构的方向转变。但由于各地区生产力发展水平和经济情况极不均衡,城市与农村居民的膳食结构存在较大差异。大多数城市居民膳食脂肪供能比例已超过30%,且动物性食物来源脂肪所占的比例偏高。我国城市居民的疾病模式由以急性传染病和寄生虫病居首位转化为以肿瘤和心血管疾病为主,膳食结构变化是影响疾病谱的因素之一。研究表明,谷类食物的消费量与癌症和心血管疾病死亡率之间呈明显的负相关,而动物性食物和油脂的消费量与这些疾病的死亡率呈明显的正相关。农村居民的膳食结构已趋于合理,但动物性食物、蔬菜、水果的消费量还偏低。另外,我国居民奶类食物的摄入量偏低,而食盐的摄入量普遍偏高。

# 膳食金字塔

平衡膳食金字塔提出了一个营养方面比较理想的膳食模式。它建议各类食物的数量既以人群的膳食实践为基础，又兼顾食物生产和供给，具有实际指导意义。同时，膳食金字塔还提出了实际应用时的具体建议，如同类食物互换的方法，对制订营养食谱具有实际指导作用。

### 1.中国居民平衡膳食宝塔

（1）平衡膳食宝塔共分5层，包含我们每天应吃的主要食物种类。宝塔各层位置和面积不同，这在一定程度上反映了各类食物在膳食中的地位和应占的比重。谷类和薯类食物位居底层，每人每天应分别吃200~300 g（全谷物和杂豆50~150 g）和50~100 g；蔬菜和水果占据第二层，每天应分别吃300~500 g和200~350 g；禽畜肉、水产品、蛋类等动物性食物位居第三层，每天应吃120~200 g（每周至少2次水产品，每天一个鸡蛋）；奶类和豆类食物占第四层，每天应吃奶及奶制品300~500 g和大豆及坚果类25~35 g；第五层塔尖是盐、油类，盐每天不超过5 g，油25~30 g。此外，平衡膳食宝塔还特别强调每天应饮水1500~1700 mL，活动6000步。

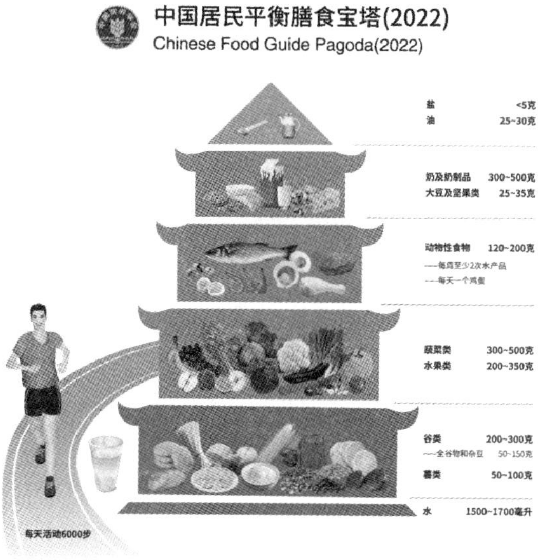

图4-1 中国居民平衡膳食宝塔(2022)[1]

（2）膳食宝塔建议各类食物的摄入量一般是指食物的生重，各类食物的组成是根据全国营养调查中居民膳食的实际情况计算的，所以每一类食物的重量不是指某一种具体食物的重量。

### 2.重庆居民合理膳食指南

（1）在《中国居民平衡膳食宝塔（2022）》的基础上，我们结合重庆的饮食习惯、食物供应情况等，制订了适合重庆市民的膳食指南：①食物多样，谷物为主；②常吃粗粮、杂粮和薯类；③多吃蔬菜、水果和菌菇类；④每天吃蛋奶类、大豆或其制品；⑤适量消费畜、禽和鱼虾类，少吃肥肉和内脏；⑥合理烹饪，减少油脂、烟熏和辛辣食品摄入量；⑦饮食、运动两平衡，维持健康体重；⑧每天足量饮水，科学选择饮料；⑨三餐分配要合理，零食要适当；⑩食物要新鲜卫生。

### 3.重庆居民的烹饪方法有待改进

重庆饮食文化特色鲜明。重庆居民口味很重，喜欢川菜、火锅、

---

①来源：中国营养学会官方网站。

江湖菜等。重庆居民喜食辛辣口味,平时油脂、食盐摄入量高。重庆居民喜欢的各类美食,例如"麻辣鱼""冷锅鱼""万州烤鱼""毛血旺""黔江鸡杂""尖椒鸡""口水鸡""水煮肉片""串串香"等都是靠加调味品来满足大家的味蕾;重庆居民吃火锅时还专门要一碗油碟;重庆常吃的居民小面也较油腻。因此,重庆居民食用油及盐摄入量在全国省市居民中居高不下。据调查,重庆居民每天食用油脂摄入量高达60~70 g。随之而来的是慢性疾病发病率的增高。因此,控油、限盐就显得特别重要。

此外,有专家称:接近90%的缺血性心脏病可能和食用油摄入不当有关。而重庆大街小巷的熏烤食物,如老腊肉、香肠,必然导致居民过多摄入烤制、烟熏食物,影响健康。因此,重庆居民的烹饪方法有待改进。

## （二）

# 膳食平衡技巧

### 1.平衡膳食

平衡膳食,也可称合理膳食。通常中医调养中讲究人体脏腑协调、阴阳平衡、正气存内、邪不可干。而中医膳食调养,在于明辨食物的四性五味:食物四性即"寒、热、温、凉",五味即"酸、苦、甘、辛、咸"(对应肝、心、脾、肺、肾)。现代理念认为,平衡膳食指全面、均衡、适量的膳食,严格说来,食物没有好坏之分,关键是种类和数量的搭配是否合理。

平衡膳食中的"平衡"有如下含义:①动植物性食物平衡;②各大类食物的相对平衡;③粗粮和细粮的平衡;④动物性蛋白和植物性蛋白平衡;⑤必需氨基酸之间平衡;⑥动物油脂和植物油脂的平衡;⑦饱和脂肪、单不饱和脂肪、多不饱和脂肪平衡;⑧三大供能营养素之间供能比平衡;⑨各类维生素充足而平衡;⑩各类矿物元素(如钙、磷、铁、锌)之间平衡。

另外,饮食指导中的"4:6"原则包括以下4个方面:①主食与副食;②动物性食物与植物性食物;③细粮精粮与粗粮杂粮;④动物油与植物油。

2.平衡膳食指导

（1）一般人群膳食指南。①食物多样，谷物为主，粗细搭配；②多吃蔬菜、水果和薯类；③每天吃奶类、大豆或其制品；④常吃适量的鱼、禽、蛋和瘦肉；⑤减少烹调油用量，清淡少盐；⑥食不过量，天天运动，保持健康体重；⑦三餐分配要合理，零食要适当；⑧每天足量饮水，合理选择饮料；⑨如饮酒应限量；⑩吃新鲜、卫生的食物。

（2）五谷杂粮是我们的膳食基础。平时习惯性将米和面粉以外的粮食称作"杂粮"。杂粮包括小米、黄米、荞麦、玉米、高粱、青稞、黄豆、毛豆、胡豆、绿豆、红小豆、豌豆、土豆、红薯、山药等。

（3）蔬菜、水果不能互换。蔬菜不能替代水果，水果不能代替蔬菜。

（4）牛奶不能替代豆浆，豆浆不能代替牛奶。40 g大豆分别约相当于200 g豆腐、100 g豆腐干、30 g腐竹、700 g豆腐脑、800 g豆浆。

（5）合理消费红肉，适当增加白肉。"红肉"指畜肉，"白肉"指禽、鱼肉。

（6）正确认识动物内脏，适量摄入是有益的。动物内脏品种很多，其营养价值也有较大的差异，不能一概而论，也不能拒而不食。

## （三）

# 常见病膳食调养

### 1.高血压

原发性高血压是以血压升高为主要临床表现的综合征，简称为高血压。继发性高血压则为某些疾病的一种症状，常见于泌尿系统疾病、心血管系统疾病和内分泌系统疾病，当这些疾病治愈后，血压即可恢复正常。

高血压应掌握以下食疗原则：主要采用低钠、低脂、充足维生素、适量蛋白质和膳食能量的饮食。

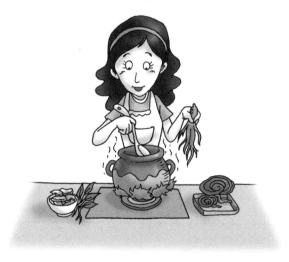

图4-2　膳食调养

【辩证施食】

表4-1 高血压膳食调养

| 分类 | 临床表现 | 药膳 | 原料 | 制法 | 应用 | 功效 |
|---|---|---|---|---|---|---|
| 肝阳上亢 | 头晕目眩,耳鸣,头目胀痛,面红目赤,心烦易怒,口苦口干,便秘,尿黄而少,舌红苔黄,脉弦有力或弦数有力 | 海带冬瓜苡仁汤 | 海带30 g,冬瓜100 g,苡仁30 g,决明子10 g,调料少许 | 将冬瓜去皮,洗净,切成块。海带洗净,切成块,入锅中,加适量水先煮20分钟后再放入冬瓜、苡仁、决明子,共煮成汤,调味即可 | 吃物喝汤,每天一次 | 泻肝火,降血压 |
| 肝肾阴虚 | 眩晕头痛,耳鸣健忘,心烦失眠,五心烦热,两颧潮红,口干,腰膝酸软,大便干结,小便色黄,舌红少苔,脉细数 | 桑椹枸杞粥 | 桑椹30 g,枸杞30 g,粳米100 g,大枣3枚 | 桑椹、枸杞入砂锅熬取浓汁,入粳米、大枣,同煮为粥 | 早晚服用 | 滋养肝肾 |
| 阴阳两虚 | 眩晕头痛,耳鸣心悸,动则气急,腰膝酸软,失眠多梦,畏寒,尿频,手足麻木,或自汗盗汗,食欲不振,大便溏薄,舌红或正常,苔少或薄白,脉细弦 | 海参白木耳煲老鸭 | 海参20 g,白木耳、杜仲各30 g,鸭肉250 g,调料少许 | 将海参、白木耳、杜仲、鸭肉共入锅中,加适量水,煮至鸭肉熟烂,加入调料调味即可 | 佐餐食用 | 滋阴补阳,降压降脂 |

2. 高脂血症

高脂血症是指血浆中一种或多种脂质成分的含量超过正常水平的一种病症。按引起血脂增高的成分可以分为单纯高胆固醇血症、单纯高甘油三酯血症和混合型高脂血症。由于血液中脂类主要与蛋白相结合，以脂蛋白的形式存在，故高脂血症常反映高脂蛋白血症。血脂升高是导致动脉硬化和冠心病的主要因素之一。

其按病因可分为原发性和继发性两大类。原发性高脂血症是由脂质和脂蛋白代谢先天性缺陷，以及某些环境因素通过未知机理引起的。继发性高脂血症主要继发于某些疾病，如糖尿病、肝和肾脏疾病、甲状腺疾病等，并受饮酒、肥胖、饮食、生活方式等因素的影响。

【辩证施食】

表4-2 高脂血症膳食调养

| 分类 | 临床表现 | 药膳 | 原料 | 制法 | 应用 | 功效 |
|---|---|---|---|---|---|---|
| 痰湿内阻 | 血脂增高，兼见形体肥胖，头晕头痛，胸脘痞满，甚者恶呕痰涎，身沉肢重，乏力倦怠，纳呆，腹胀便溏，舌淡边有齿印，苔白腻，脉滑 | 萝卜冬瓜汤 | 白萝卜60 g，冬瓜100 g，莴苣50 g | 水煮 | 每日2次 | 健脾化痰，消脂利水 |
| 瘀血阻滞 | 血脂增高，兼见胸部憋闷，或心前区疼痛，头晕胀痛，舌质紫暗或有瘀斑，苔白腻，脉细弦滑 | 黑木耳烩豆腐 | 豆腐200 g，黑木耳25 g，调味品适量 | 按常法做菜即可 | 佐餐食用 | 活血祛瘀，降脂 |
| 脾肾阳虚 | 血脂增高，形寒怕冷，手足欠温，腰膝酸软，阳痿滑精，头晕，腹隐纳呆，肠鸣便溏，舌淡胖，有齿印，脉沉细而迟 | 香菇大蒜炒肉片 | 水发香菇100 g，大蒜50 g，瘦猪肉200 g | 香菇切块，大蒜切段，猪肉切片，按常法炒成后调味即可 | 佐餐食用 | 健脾益气，降血脂 |

## 3.糖尿病

糖尿病是在环境因素和遗传因素的作用下,胰岛素相对或绝对不足引起的糖、脂肪、蛋白质代谢紊乱的慢性代谢性疾病,临床以血糖升高、多饮、多食、多尿、体重减轻、疲乏等为特征。血糖控制不好可导致血管、神经、眼、肾脏、心脏等器官的慢性并发症,以致失明、下肢坏疽、尿毒症、脑卒中或心肌梗死,甚至危及生命。中医将糖尿病归属于消渴病范畴。

【辩证施食】

表4-3　糖尿病膳食调养

| 分类 | 临床表现 | 药膳 | 原料 | 制法 | 应用 | 功效 |
|---|---|---|---|---|---|---|
| 上消 | 口渴多饮,口干舌燥,小便较多,舌质嫩红,脉细稍数 | 苦瓜藕炒肉片 | 鲜苦瓜100 g,藕100 g,猪肉50 g | 苦瓜和藕洗净切片,用盐腌渍15分钟,清水冲洗,挤干备用;猪肉切片入油锅略炒后放入苦瓜和藕,调味后烧至肉熟即可 | 佐餐食用 | 养阴润燥,清热止渴 |
| 中消 | 多食易饥,口渴多饮,潮热盗汗,身体日渐消瘦,多尿,便干,舌质红,少苔,脉细数 | 山药猪胰汤 | 猪胰1具,山药60 g | 猪胰洗净,山药洗净去皮切片,将两物放入锅内,加300～500 mL水,先武火煮沸,再用文火炖熟,加入少量食盐即成 | 佐餐食用 | 健脾益气,生津止渴 |

续表

| 分类 | 临床表现 | 药膳 | 原料 | 制法 | 应用 | 功效 |
|---|---|---|---|---|---|---|
| 下消 | 尿频量多而混浊，烦渴喜饮，腰膝酸软，失眠健忘，头晕耳鸣，眼花，口干唇燥，大便溏泻，下肢浮肿，四肢不温，舌红少苔或舌淡苔白而干，脉沉细弱 | 黄芪山药糊 | 黄芪30 g，山药60 g，枸杞20 g | 将山药研粉；黄芪、枸杞煎取汁，加入山药粉搅拌成糊 | 佐餐食用 | 健脾补肾，降血糖 |

### 4.冠心病

冠心病是冠状动脉粥样硬化性心脏病的简称，是由于供应心脏血液的血管——冠状动脉发生粥样硬化，引起管壁增厚、变硬、失去弹性和管腔变狭窄或闭塞不通，导致心肌缺血、缺氧而引起的心绞痛、心肌梗死、心肌硬化及萎缩等心脏疾病，以心绞痛症状最为多见。

冠心病属于中医学胸痹、心悸、真心痛、厥心痛等病的范畴。

【辩证施食】

表4-4　冠心病膳食调养

| 分类 | 临床表现 | 药膳 | 原料 | 制法 | 应用 | 功效 |
|---|---|---|---|---|---|---|
| 气滞血瘀型 | 心胸刺痛，气短，心烦不安，舌紫暗有瘀点，脉弦涩或结代 | 三七鲫鱼汤 | 三七10 g，鲫鱼1条，陈皮5 g，食盐、香油适量 | 鲫鱼剖杀干净；三七切片，与陈皮、鲫鱼同入锅内，加水适量，煮约30分钟，待鱼熟时加入食盐适量，再煮两沸，淋入香油即成 | 佐餐食用 | 活血化瘀，养血和胃 |

续表

| 分类 | 临床表现 | 药膳 | 原料 | 制法 | 应用 | 功效 |
|------|---------|------|------|------|------|------|
| 寒凝心脉型 | 猝然心痛如绞,每因受寒后诱发,气短,胸中窒闷,甚者手足不温,冷汗出,心痛彻背,背痛彻心,舌苔白、微腻,脉弦紧 | 生姜当归羊肉汤 | 生姜10 g,当归10 g,羊肉100 g,绍酒12 g,葱6 g,盐少许 | 羊肉洗净切块,与当归、生姜,绍酒共入砂锅中,加水适量,用武火烧沸,再用文火炖至羊肉烂熟,入葱,调味即可 | 喝汤食肉 | 温阳宣痹,滋补气血 |
| 痰浊闭阻型 | 心胸窒闷如物压,气短喘促,多形体肥胖,肢体沉重,脘痞,舌质淡,苔浊腻,脉滑 | 决明海带苡仁汤 | 决明子15 g,海带9 g,苡仁30 g | 将上述诸物洗净,海带分别切成片,与决明子、苡仁共入锅中,加适量水煮汤 | 喝汤吃物 | 化痰软坚,降压降脂 |

## 5. 肿瘤

肿瘤是机体细胞在各种致瘤因素的作用下发生的异常分化和过度增生。这种增生不受机体的制约,即使除去致瘤因素的影响也不会自动停止。按肿瘤对人体的危害可分为良性与恶性两大类。良性肿瘤对机体的影响仅限于局部,不转移,切除后不易复发。恶性肿瘤常可发生转移,切除后易复发。饮食在防止癌肿复发、转移方面起着重要作用,特别对晚期癌肿患者,适宜的饮食对提高患者生命质量起着重要作用。

【辩证施食】

表4-5　肿瘤膳食调养

| 分类 | 临床表现 | 药膳 | 原料 | 制法 | 应用 | 功效 |
|------|----------|------|------|------|------|------|
| 痰湿凝滞型 | 局部肿块,痛处不移,头身困重,胸脘痞闷,呕恶痰涎,饮食减少,舌苔厚腻,脉滑 | 丝瓜文蛤汤 | 丝瓜150 g,文蛤200 g,调料适量 | 将丝瓜洗净,切成片,与文蛤共煮,加入调料调味即可 | 随意食用 | 清热解毒,化痰软坚 |
| 气滞血瘀型 | 局部肿块,针刺样痛,痛处不移,饮食减少,舌暗或有瘀斑,脉弦细 | 三七汽锅鸭 | 三七、海马各3 g,鸭1只,调料适量 | 将鸭宰杀后,去毛及内脏,洗净。把三七、海马放入鸭腹内,再入汽锅中,煮至鸭熟烂,加入调料调味即可 | 佐餐食用 | 活血祛瘀,抗癌抑癌 |
| 气阴不足型 | 局部肿块,形体消瘦,潮热盗汗,五心烦热,口干纳呆,神倦乏力,便干尿赤,舌红无苔,脉细 | 虫草老鸭汤 | 老雄鸭1只,冬虫夏草10 g,枸杞子15 g | 老雄鸭去内脏,放入沸水锅内片刻出汤。用冷水洗净,膛内塞入冬虫夏草、枸杞子,用线缝膛。入容器内,加清汤少许,严封盖口,然后上笼蒸2小时 | 饮汤吃物 | 补肝益肾,填精抗癌 |

## 6.脑卒中

脑卒中又名脑血管意外或中风,是以猝然昏仆、不省人事,并伴有口眼歪斜、语言不利、半身不遂,或不经昏仆而仅以口眼歪斜为主症的一种疾病。本病常在原有心血管病(如高血压、动脉硬化等)基础上突然发作。按病变性质可分为出血性及缺血性两类。出血性脑卒中包括脑出血和蛛网膜下腔出血,缺血性脑卒中包括脑血栓形成和脑栓塞。

本病属中医中风范围。中经络者多无神志障碍,仅表现为口眼歪斜、语言不利及半身不遂,治疗以息风通络为主。中脏腑则以猝然昏仆为发病特征,以收脱、开闭治疗为主。

【辩证施食】

表4-6 脑血管膳食调养

| 分类 | 临床表现 | 药膳 | 原料 | 制法 | 应用 | 功效 |
|------|---------|------|------|------|------|------|
| 中脏腑(闭证) | 突然昏仆,不省人事,牙关紧闭,口噤不开,两手握固,大小便闭,肢体强痉 | 竹沥汤 | 竹沥100 mL,生葛汁50 mL,生姜汁 | 将以上三汁混匀即可 | 每日1剂,分两次鼻饲 | 豁痰开窍,祛风活络 |
| 中脏腑(脱证) | 突然昏仆,不省人事,目合口张,鼻鼾息微,手撒肢冷,汗多,大小便自遗,肢体软瘫,舌痿,脉细弱或脉微欲绝 | 参附回阳煎 | 人参10 g,制附片9 g,龙骨、牡蛎各30 g,黑豆50 g | 将龙骨、牡蛎、制附片水煎取汁,入黑豆再煎,至黑豆极烂,滤取上清液,另将人参单煎取汁,两汁兑匀 | 适温后鼻饲 | 回阳救逆,益气固阴 |

| 分类 | 临床表现 | 药膳 | 原料 | 制法 | 应用 | 功效 |
|------|----------|------|------|------|------|------|
| 中经络脉络空虚,风邪入中 | 平素经常肌肤不仁,手足麻木,突然口眼歪斜,口角流涎,甚者半身不遂,或兼见恶寒,肢体拘急,关节酸痛等,苔薄白,脉浮数 | 天麻乌鸡汤 | 天麻、乌鸡适量 | 将天麻、乌鸡煮至熟烂,于豉汁中调味即可 | 每日1次,空腹食之 | 益气养血祛风通络 |
| 中经络肝肾阴虚,风阳上扰 | 平素头晕头痛,耳鸣目眩,少寐多梦,突然发生口眼歪斜,或手足重滞,甚者半身不遂等症。舌质红,苔腻,脉弦细数或弦滑 | 芹菜天麻粥 | 芹菜100 g,天麻15 g,枸杞10 g,白米50 g | 先将白米淘净,再和天麻、枸杞入水做粥,再将芹菜洗净切段,放入半熟的粥中,熬至极烂 | 早餐食之 | 滋阴潜阳,息风通络 |

## 健康回眸

1.平衡膳食宝塔是一个人为制造出像金字塔形状的为应对人生理特征的一个黄金三角。为指导人们合理营养,中国营养学会提出了食物指南,并形象地称为"4+1营养宝塔"(即平衡膳食宝塔)。"4+1"指每日膳食中应当包括"粮、豆类""蔬菜、水果""奶和奶制品""禽、肉、鱼、蛋"4类食物,以这4类食物作为基础,适当增加"盐、油、糖"。

2.平衡膳食是指选择多种食物,经过适当搭配做出的膳食,这种膳食能满足人们对膳食能量及各种营养素的需求,因而叫平衡膳食。

3.食疗是中国人的传统习惯,通过饮食达到调理身体、强健体魄的目的。食疗是药膳发挥防病治病作用的具体体现。食疗中"食"的概念远比药膳广泛,它包括了药膳在内的所有饮食。故食疗不必一定是药膳,但药膳则必定是食疗。

# 五

## 健康从"心"开始

悲观者横向比人生，乐观者纵向攀人生。

——佚名

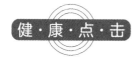

# 心理问题的冰山到底有多大？

记得心理咨询师培训的第一节课上，导师提出了一个问题：大家知道现代社会心理健康的人有多少吗？同学们面面相觑，无法做出准确的回答。于是导师在黑板上写下了"4%"，全场哗然。是的，国外大范围人群调查的结果显示，完全心理健康的个体仅占人群的4%，心理异常（精神病患者）占人群的1%，而剩下95%的人或多或少有着这样那样的心理问题。绝大多数人通过自愈能力调节心理问题，而求助者寥寥。

凤凰网曾发起了一个题目为"你'压'还好吗?"的在线心理调查，结果显示：在7000多名参与调查投票的人中，接近98%的人，都存在如失眠、多梦、脾气暴躁、注意力不集中、心情郁闷、想逃避等不适症状和负面情绪，将近10%的网友甚至有胸闷等其他身体不适状况出现。其中，7成左右的网友是20～40岁的青年男性。进一步调查显示：有接近7成网友是由于工作、生活、感情这三大方面导致的压力造成了上述情况。压力过大会严重影响身心健康，长此以往会导致各种身心疾病。据专家分析，参与调查的网友其实隐藏着"心病"，诸如选择障碍症、强迫症、抑郁症、焦虑症等。最令人感到遗憾的是，在调查中，超过8成网友没有正确地应对自己出现的各种症状，更有4成的网友选择"不太在意，觉得忍忍就好了"。可见，社会欠缺对心理健康的认知。了解心理问题的冰山，绕过冰山使我们的人生继续扬帆向前，已是刻不容缓之举。

# 心理健康是基石

健康，从健康的精神开始。心理健康是身体健康的基石。

提到健康，人们往往只重视生理方面的健康，而忽视心理方面的健康。实际上心理健康与生理健康是同等重要的，两者相互联系，相辅相成，才能共同达到人生的全面健康，现代医学甚至将心理健康提高到更重要的位置。人的心理健康包括7个方面：智力正常、情绪健康、意志健康、行为协调准确、行为反应适度、人际关系适应良好、心理特点符合年龄。

### 1. 智力正常

智力是指人的聪明才智，主要是指人的观察能力、记忆能力、思维能力、想象能力与操作能力，是衡量人心理是否健康最重要的标准之一。国外通常认为智商低于60的人属于智力落后。

### 2. 情绪健康

情绪是由适当的原因引起的。欢乐、悲哀、愤怒，一定的事物引起相应的情绪是健康的标志之一。通常引起情绪的因素消失后，其情绪反应也应逐渐消失，一个人的身心要经常处于积极和谐的健康状态。

### 3.意志健康

意志是人在完成一种有目标的活动时,所进行的选择与执行的心理过程。人在进行有目的的活动时,总会遇到一些困难,人良好的意志品质既可以克服外部困难,如工作条件差、恶劣等,也可以克服内部困难,如灰心、懒惰、情绪低落等。人的意志品质是衡量意志是否健全的主要依据,包括意志的自觉性、果断性、坚持性与自制力。

### 4.行为协调准确

人的行为是受意识支配的,因此,意识与行为是统一的。行为协调的人言行一致、表里如一,思想与行为统一协调,思维逻辑性强,说话有条理,行动有条不紊,做事按部就班。思维灵活、行为敏捷是人的良好心理品质。心理不健全的人思维紊乱,言行不一、前后矛盾,语言支离破碎,做事有头无尾、毫无章法。

### 5.行为反应适度

不同的人在行为反应上是存在差异的,有人反应敏捷,有人反应迟缓,但都有正常限度,若反应过度或不反应则为异常。例如,一个人经常被蚊子咬就大喊大叫,听见敲门的声音就吓得心惊肉跳,则为反应过度。一个人经常对各种刺激都若无其事,对重大刺激都无动于衷,则为异常迟钝的行为反应。

### 6.人际关系适应良好

人的心理适应最主要的就是对人际关系的适应,病态心理一般都由人际关系的失调引起。人与人之间正常友好交往不仅是维持心理健康必不可少的条件,也是获得心理健康的重要方法。反之,不愿与人接触,离群索居则为不健康的表现。

### 7.心理特点符合年龄

人在一生中,会经历儿童、少年、青年、中年与老年各个年龄阶段。人在不同的年龄阶段会表现出不同的心理特点,儿童天真活泼,青年朝气蓬勃,老年沉着老练,但不同的环境、条件下也会有不同的特点。

科学家也做过一项有趣的研究:居住在美国加州的华人,每到中秋节来临之时,死亡率就异乎寻常的低,居然比正常死亡率低35%左右。但一过完中秋节,死亡率又比正常的高出35%左右,但总体数字上没有什么变化。这让一些医学专家疑惑不解,不过,他们从中却发现了一个明确的信息,那就是对中秋节一家团聚的美好愿望,竟然可以使许多可能会在节前去世的人们,熬到了节后。

心理活动的力量究竟有多大? 这是一个也许没有唯一答案的问题。但至少有一点是肯定的,那就是,在这个世界上,在许多身体疾病的背后,实际上隐藏着充满了恐惧、悲观等种种不良因素的内心活动。相反,健康的心理活动,即便只是怀揣一个美好的愿望,都有可能暂时阻止身体疾病的发生发展。

人类的身体,就好比显露在大地上、肉眼可以看到的枝叶与树干,而我们的心理活动,却像是深藏在大地中、支撑着树干与枝叶生长的树根。如果一棵树的树根已经开始枯萎,即使拥有再茂盛健壮的外表,只要一遇到强烈的风,就会被吹倒在地。同样,人类的身体,如果失去了健康的心理,就像是一棵根部已经枯萎的树,一旦遇到人世间的风云变幻,就会引发种种疾病,甚至导致死亡。在同一场风暴面前,有的树会倒下,有的树却不会。就像经历婚姻的变故,有的人会患病,有的人却不会。这其中的差异,根本在于应对事件时的态度。一个乐观积极的人,在遭遇各种打击后,通过自我化解,可以将内心所受到的伤害降到最低。一个悲观沮丧的人,在遇到同样的打击后,心理却会受到严重的伤害,从而诱发出种种躯体疾病。

一个人想要获得真正的健康,就必须具备正常的心理;若想拥有平衡的心态,就必须使用正确的方法,来化解外界对于内心的各种冲击与伤害。人们身处竞争激烈、让心灵高度紧张的现代社会中，即使有很多针对机体的药物与方法，却鲜有真正让心灵强大起来的方法。几乎所有的药物，都只是在医治我们的肉体，但对于绝大多数人来说，是需要能够维护我们的感情、情绪、记忆、注意以及思维的良药。只是在科技高速发展的今天，这样的良药，仍没有被专家发明出来。于是，当我们面对人生的大小挫折，经历一场又一场的变故后，并不能像应对感冒症状一样，吃下几粒药片，便能将所有的烦恼与痛苦抛到脑后。所以，比起越来越先进的药物与现代医疗手段来说，我们更需要寻到一条身心一体的健康之道。

# （二）
# 心理问题与心身疾病

## 1.解析心理问题

首先，我们需要明确几个基本概念。什么是心理正常和心理异常？什么是心理健康和心理不健康？心理正常，是指具备正常功能的心理活动，或者说是指不包含有精神病症状的心理活动；而心理不正常，即心理异常，指具有典型精神障碍（俗称"精神病"）症状的心理活动。"正常"和"异常"，是标明和讨论"有病"或"没有精神障碍"的范畴。"健康"和"不健康"，是在正常范围内，用来讨论正常心理水平的高低和程度如何。"健康"和"不健康"这两个概念，统统包含在正常中，这种区分符合实际鉴别的要求，因为不健康不一定有病，不健康和有病是两类性质的问题。全部的心理活动包含有健康心理、不健康心理和异常心理。

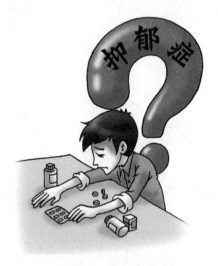

图5-1　抑郁症

这里还必须强调一下健康心理的含义。从静态的角度看，健康心理是一种心理状态,在某一时段内,展现着自身的正常功能;从发展角度看,健康心理是在常规条件下,个体为应对千变万化的内外环境,围绕某一群体的心理健康常模,在一定范围(两个标准差)内不断上下波动的相对平衡过程。上述就是健康心理的内涵,它涵盖着一切有利于个体生存发展和稳定生活的心理活动。从动态角度可把健康心理定义为一种处于动态平衡的心理过程。一个是关于心理健康的、一般性的抽象定义,一个是关于健康心理活动的具体定义。一种处于动态失衡的心理过程,便称为不健康心理,涵盖一切偏离常模而丧失常规功能的心理活动。不健康心理可分为三类:一般心理问题、严重心理问题和神经症性心理问题(可疑神经症)。

(1)一般心理问题。

诊断为一般心理问题,必须满足以下条件:①由于现实生活、工作压力、处事失误等因素而产生内心冲突,并因此而体验到不良情绪,如厌烦、后悔、沮丧、自责等。②不良情绪持续满一个月,或不良情绪间断地发生两个月仍不能自行化解。③不良情绪反应仍在相当程度的理智控制下,始终能保持行为不失常态,基本维持正常生活、学习、社会交往,但效率有所下降。④自始至终,不良情绪的激发因素仅仅局限于最初事件,即便是与最初事件有联系的其他事件,也不会引起此类不良情绪。

综上所述,一般心理问题是指由现实因素激发,持续时间较短,情绪反应能在理智控制之下,不严重破坏社会功能,情绪反应尚未泛化的心理不健康状态。从刺激的性质、反应的持续时间、反应的强度和反应是否泛化这4个维度出发,就可以鉴别哪些属于一般心理问题,哪些不属于一般心理问题。

(2)严重心理问题。

诊断为严重心理问题,必须满足如下4个条件:①引起严重心理障碍的原因是较为强烈的、对个体威胁较大的现实刺激。心理冲突是常形的。不同的刺激下,求助者会体验到不同的痛苦情绪,如悔恨、冤屈、失落、恼怒、悲哀等。②从产生痛苦情绪开始,痛苦情绪间断或不间断地发生两个月以上、半年以下。③遭受的刺激强度越大,反应越强烈。多数情况下,会短暂地失去理性控制。在后来的时间里,痛苦可逐渐减弱,但是单纯地依靠自然发展或非专业性的干预,难以从痛苦中解脱,对生活、工作和社会交往有一定程度的影响。④痛苦情绪不但能被最初的刺激引起,而且与最初刺激相类似、相关联的刺激,也可以引起此类痛苦,即反应对象泛化。

严重心理问题是由相对强烈的现实因素激发,初始情绪反应剧烈,持续时间长,内容充分泛化的心理不健康状态,有时伴有某一方面的人格缺陷。根据许又新教授关于神经症诊断的论述,鉴别的要点是内心冲突的性质和病程。严重心理问题的心理冲突是现实性的(有现实意义的)或道德性的,持续时间在一年之内,而社会功能破坏程度,也可以作为参考因素。

(3)神经症性心理问题。

即可疑神经症。个体内心冲突是变形的。如果根据许又新教授的神经症简易评定法还不能确诊为神经症,那么,它已接近神经症,或者它本身就是神经症的早期阶段。

### 2.心身疾病概述

什么叫心身疾病?它是一种由过度的心理变化因素所导致的躯体疾病。所谓的心理变化因素就是精神压力和创伤。人们在日常生活和工作中遭受的精神打击,如失业、家人重病或去世、车祸、离异、夫妻吵架、同事争执、子女婚姻不顺心等,如果处理不正确,均可造成一系列身体反应而导致疾病。这样的例子在我们周围随时可见,如突然失去工作,精神遭受打击,心绪烦躁不安,血压升高;夫妻为琐事争吵,导致一方突发急性心肌梗死;患了重病,情绪低下,引起应激性溃疡,胃部不适甚至胃出血……

医学界现已明确的心身疾病有：①消化道疾病：消化性溃疡、胃肠神经官能症（神经性呕吐、神经性嗳气、神经性厌食、情绪性腹泻、结肠过敏）等。②心血管疾病：心绞痛、心肌梗死、高血压、脑卒中等。③精神神经疾病：焦虑症、抑郁症、偏头痛、睡眠异常等。④皮肤病：湿疹、荨麻疹、银屑病、扁平苔藓、神经性皮炎、斑秃、瘙痒症等。⑤呼吸道疾病：支气管哮喘、过敏性鼻炎等。⑥生殖泌尿系统疾病：性功能异常（勃起障碍和早泄）、月经紊乱、痛经、尿频、经前综合征、更年期综合征等。⑦某些肿瘤。⑧其他：免疫功能低下、慢性疲劳、慢性疼痛等。

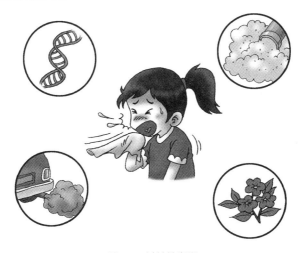

图5-2　过敏性鼻炎

与心身疾病相反，还有一种疾病叫身心疾病，就是由于躯体的疾病所引起的心理障碍，而使原有疾病恶化或恢复缓慢。

无论是心身疾病，还是身心疾病，两者都是与心理因素有关的疾病。前者是心理因素引起躯体疾病，后者则是躯体疾病引起心理障碍。可见，心理与健康的关系是何等的密切，良好的心态对健康是何等的重要。

# 心理调适策略

随着社会的发展、生活节奏的加快、工作压力不断加大，现代人的身心处于高度紧张的状态，导致心理问题不断出现，演变成心身疾病的概率很高。我们每一个人都会面临或大或小的烦恼甚至痛苦，但痛苦并不可怕，关键在于如何调适自身战胜痛苦。有目标，有追求，遇到麻烦，解决麻烦，这正是维持心理健康的秘诀所在。遇到困难和挫折，我们可以通过以下途径来调适自己的心态。

1.建立融洽的家庭关系

尽力保持我们的心情愉快，不要将工作情绪带回家里。遇事多与父母、兄弟姐妹、子女、亲戚等商量解决，更有利于家庭关系的融洽。

2.正视现实，勇敢面对

首先要正视自我，其次是要正视环境，把握其中的问题和障碍，用积极有效的办法解决。而不是选择拒绝承认、逃避等消极方式去应对，推脱责任，投射情绪，让消极的情绪主导思维，从而不能面对事实。

3.要学会承受压力

必须先了解造成压力的原因。是因为看不开，还是舍不得，深切地省思压力的来源，理性地面对它，不要纵容自己沉溺其中。只要我们学会了承受压力,你会发现在这一痛苦过程中你不只是失去,也会有所收获。

### 4.学会应用生活中的色彩

各种各样的色彩使我们的生活变得五彩缤纷,不同的颜色会使你有不同的心理感受。这些色彩可被充分应用到我们的家居生活中,改善我们的情绪反应。如粉红色可使人平静;蓝色和浅蓝色给人以清凉之感;橙色、黄红等暖色,可使人兴奋,激发人热爱生活、热爱人生等积极向上的情感;白色可使人情绪放松、镇静;淡绿色可减缓心跳、减慢呼吸,抑制交感神经兴奋性,从而平复人的生理反应。色彩缤纷的鲜花常被用来装点人们的生活。

### 5.包容、悦纳自己

学会自我安慰,将自己作为一个有价值的人予以悦纳。人生要经历无数的成功和失败,要学会不沉醉于一时成功的喜悦,也不沉沦于一时失败的沮丧,学会以一种洒脱的态度来对待人生中通往成功的必由之路,我们就会对自己充满信心,就会坚信自己能战胜新的挑战。

### 6.重点培养开朗乐观的性格

开朗乐观是一种心态,也是性格的一个层面。广交朋友,与他人融洽相处有助于培养乐观的性格。另外,拥有自信也十分重要,自信与乐观的性格形成息息相关。生活中的许多事情既可引起积极的情绪,也可激发消极情绪,乐观的性格可助你摒弃消极情绪,以积极的心态应对生活。同时,要拥有开朗乐观的性格还必须提高自身的修养,脱离低级趣味。

### 7.选择适宜的体育锻炼

积极参加体育锻炼,如踢毽子、打篮球、游泳等,长期坚持下去不但可以使身体得到锻炼,而且可以培养耐心、耐力,使情绪稳定,形成活泼、开朗、勇敢和果断的性格。

8.掌握简易心理调适法

(1)转换心情:生活中不愉快的事情时有发生,不要总是去想它,要有"既来之,则安之"的心态。忧思苦愁其实毫无用处,不如丢开它,去想一些使自己心情愉悦的事情。如果总是把烦恼郁积于心,其实也于事无补,反而使不良情绪不断蔓延,日益加重,最后导致心理问题的出现。当然,也可以找自己信得过的人谈谈心,别人的劝慰也可以有效地减轻自己的痛苦,别人的分析点拨有可能会使自己茅塞顿开,尽快回到正常生活中来。

(2)放松疗法:肌肉放松,按照从头部、颈部、肩、手臂、腹部、臀部、双下肢到脚的顺序慢慢使全身肌肉放松,将感觉依次集中在每一个放松的部位,寻找那种放松后的愉快体验。

(3)深呼吸疗法:深吸一口气,屏住气,双手合十,掌心相对,再慢慢地呼气,如此反复,每次数分钟。

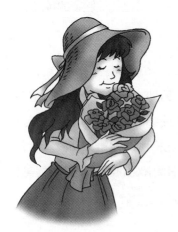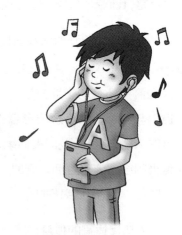

图5-3　芳香疗法和音乐疗法

(4)芳香疗法:新鲜水果和花草的芳香可以使大脑松弛,或者也可以买一些有香味的精油或者熏香放在家里。如果实在没有侍弄鲜花、细品香薰的兴趣,每天早上喝一杯鲜榨果汁也是不错的办法,会使你一整天充满精气神。

(5)发泄疗法:当你需要发泄时,可以到人少的公园或是高山对天大喊、大叫。适当地宣泄有利于释放心里沉积的抑郁情绪,以达到心理上的平衡,对减轻心理的压力有所助益。

(6)音乐疗法:科学研究发现,音乐对人心理的影响是有一定生理基础的。它可以使人的呼吸、循环、消化、内分泌以及神经等系统发生变化。也有心理学家分析,当音乐刺激意识时,潜意识的幻想和受压抑的回忆便能抒发出来,从而使紧张的神经松弛下来。因此,在烦闷时听听音乐,整理思绪,回忆美好的人事,也利于心理调适。

这里只简单地介绍了几种心理调适方法,没有所谓最有效、最科学的方法,只有适合自己,使自己身心得到调节的方法才是最好的方法。

## 健康回眸

1. 人的心理健康包括七个方面:智力正常、情绪健康、意志健康、行为协调准确、反应适度、人际关系适应良好、心理特点符合年龄。

2. 心理正常,是指具备正常功能的心理活动,或者说是指不包含有精神病症状的心理活动;而心理不正常,即心理异常,指具有典型精神障碍(俗称"精神病")症状的心理活动。

3. 健康心理从静态的角度看,是一种心理状态,在某一时段内,展现着自身的正常功能;从发展角度看,健康心理是在常规条件下,个体为应对千变万化的内外环境,围绕某一群体的心理健康常模,在一定范围(两个标准差)不断上下波动的相对平衡过程。

4.一般心理问题是指由现实因素激发,持续时间较短,情绪反应能在理智控制之下,不严重破坏社会功能,情绪反应尚未泛化的心理不健康状态。

5.严重心理问题是由相对强烈的现实因素激发,初始情绪反应剧烈,持续时间长,内容充分泛化的心理不健康状态。

6.心身疾病是一种由过度的心理变化因素所导致的躯体疾病。

# 六

## 健康在于运动

生命就是运动，人的生命就是运动。

——列夫·托尔斯泰

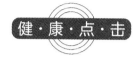

# WHO运动建议

　　世界卫生组织曾开展一次全球疾病负担和影响因素的讨论和研究,认为身体运动将是改变身体健康状态的关键,它能有效干涉人们的生活方式,预防各种慢性病的发生,延缓文明病的到来。据世界卫生组织统计资料,现代工业社会里,人们普遍存在着运动不足的问题,因此增加了高血压、糖尿病、肥胖症及体能欠佳等文明病的发病风险。世界卫生组织《2021年世界卫生统计》报告,全球慢性非传染性疾病死亡人数占比从2000年的60.8%增加到2019年的73.6%。全球肥胖(BMI>300)率上升至13.1%,27.5%的成人身体活动不足,并且世界许多国家有60%~85%的成年人体力活动没有达到有益于他们健康的要求。

# 生命在于运动

## 1.何为健康的体质

健康是幸福生活的首要目标。怎样的生活才是健康的,怎样才能获得健康？这是需要我们思考的问题。衣食无忧是健康生活的保证,但不是必需品;成千上万的医疗花费并不能买来健康,只能买来医疗服务。能自信地说自己是百分之百健康的人恐怕只是少数。大多数人在竞争激烈的现代社会,过多地透支着脑力、体力,往往感觉自己力不从心、体质变差,就是我们常讲的"体质下降"。那什么是健康的体质呢？这个概念可以从力量、速度、耐力这三个方面来理解。它是体能、体质水平的综合反映,是我们健康的基础。

（1）力量。

力量表示人体肌肉、骨骼、关节的做功能力。如果人的力量素质下降,首先是肌肉开始萎

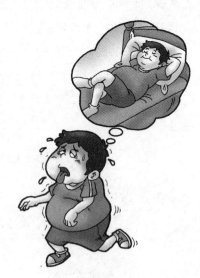

图6-1 不经常运动的人稍微跑下就气喘吁吁

缩,肌肉含量降低。这就意味着代谢功能开始下降,一系列的代谢性疾病就会接踵而来。此外,肌肉变化不光是四肢、躯干的骨骼肌萎缩,内脏的平滑肌、心脏的心肌也会同时变弱,内脏的功能减弱。因此,不经常运动的人稍微动一下就会气喘吁吁、心跳加速,感觉很累。代谢功能的下降,也意味着脂肪容易在体内堆积,肥胖、血脂增高等问题就会逐渐出现,并可能形成恶性循环。

(2)速度。

速度是肌肉收缩的快慢以及生理机能整体的快速协同能力,主要与三个方面的因素有关。一是肌肉的力量,也就是力量的强度,在一定程度上,力量越大,速度也会有相应的提高;二是神经系统包括大脑的反应力,如果长期不锻炼,会感觉大脑反应迟钝,速度就会受影响;三是协调性,常常锻炼,肌肉之间的运动会比较协调,有时候我们可以发现,运动之前不做热身的话,很容易受伤,就是各个肌肉之间或者说神经之间的不协调,造成相反的运动肌肉同时收缩所致。

(3)耐力。

耐力是人体肌肉与骨骼、关节的做功能力与整体机能的耐久力。耐力下降,最为明显的表现就是"累",活动不能持久。耐力是人体各个系统保持持久工作的能力表现,如果其下降,人体就不能保持良好的状态,只能将活动强度降低。另外,耐力还是心血管系统工作能力的体现,耐力下降,预示着心脏功能的下降。

如果上述的三方面均有所下降,我们就可理解为"体质下降",进而导致慢性病诸如高血压、高脂血症、糖尿病、冠心病、脑卒中、恶性肿瘤、消化性溃疡、功能性退行性病变、阻塞性肺气肿、慢性肺源性心脏病等的发生。中医"治未病",强调的就是在疾病发生之前及时预防,将其遏止在萌芽状态。所以通过运动来改善体质下降是很好的防病方法。我们可以根据自身情况进行适度的运动锻炼来增加运动力量、速度、耐力从而改善体质，以促进身体健康、预防疾病。

### 2.生命在于健康，健康在于运动

首先，每天一定量的运动可以改善心肺功能。身体状况的改善，可以降低如高血压、冠心病等心血管疾病发病和致死的危险。体育锻炼是成人身体状况的主要促进因素，保持有效、安全、可接受的锻炼，对个体健康是至关重要的。其次，运动可以增强肌肉和骨骼的功能。经常运动可加强关节的坚韧性能，提高关节的弹性和灵活性，很多老年人练习健美，肌肉的伸展性、均匀性、力度和年轻人相差无几。运动对防止老年性关节炎，防止关节附近肌肉萎缩、韧带松弛、关节囊滑液分泌减少和关节强直等均有效。再者，运动可提高机体免疫力。长期规律性运动对机体的免疫机能最有利，可以全面加强机体的免疫机能，增强抗病能力、抗感染能力。除此之外，运动能塑造形体，使人体形体美接近理想标准，可使体态更健美。运动还可健脑，运动能使大脑处于最初的启动或放松状态，人的想象力会从多种思维的束缚中解脱出来，变得更加敏捷，因而更富于创造力。最后，运动可消除疲劳。慢性疲劳综合征患者尤其需要进行体育锻炼来增强体质、缓解疲劳状态。

### 3.运动可促进心理健康

体育运动是一种积极的主动活动过程，可以有效改善人的行为方式，因此也能促进个体的心理健康。首先，体育运动能改善情绪。它能为郁结的消极情绪提供一个发泄口，尤其遭受挫折后产生的冲动能被升华或转移。其次，体育运动能培养人的意志，使人际关系和谐。运动有助于培养人勇敢顽强、坚持不懈的作风，机智灵活、沉着果断的品质。然后，运动还能使人保持积极向上的心态，通过情感上的相互感染、沟通，从而增进了解，培养团结友爱的集体主义精神。再者,体育运动使人正确认识自我,促进行为协调,反应适度。人在运动中对自己身体的满意可以增强自信,提升自尊;让人不断修正自己的认识和行为,发挥潜能与长处,克服缺点,改正不足,正确对待成功与失败。最后,体育运动能培养合作与竞争意识。合作与竞争是现代社会对人才的要求。体育运动是在规则的要求下,使双方在对等的条件下进行体能和心理等方面的较量。在一个集体中,每个成员的一切行为都要有整体意识,要从全局出发,要抛弃个人的私心杂念,为加强和发挥整体力量而努力。

### 4.运动可减少导致慢性疾病的发生

如今,慢性疾病的发生率越来越高,而且一旦发生,几乎都要伴随终生。为什么会出现这样的情况呢?如果换一个角度去思考,也许会得到答案。统计数据告诉我们,慢性疾病在中老年人群中高发。慢性疾病是由不良生活方式引发的"生活方式病"。随着年龄的增长,人的体质下降,代谢功能及免疫功能减退,若持续不良的生活方式,势必会引起慢性病的发生。如今,越来越多的人从事需要久坐的职业,儿童也更喜欢玩电脑游戏而不愿户外活动,人们习惯于乘车而不再借助步行这种最廉价、有效的运动方式,导致人们普遍活动不足,肥胖比例不断上升,健康和幸福指数急速下降。世界卫生组织认为体力活动不足是引发慢性非传染性疾病的头号杀手和导致非传染性疾病死亡率增加的第四大危险因素,每年有6%的死亡率与其有关。运动减少是21%～25%乳腺癌和结肠癌,27%糖尿病和约30%的缺血性心脏病的主要病因。另外,"三高"、脑卒中、骨质疏松等慢性病,也都与缺乏运动有着直接或间接的关系。

美国哥伦比亚大学的专家对俄罗斯宇航员进行的研究发现,宇航员在太空待了7个月以后,出现了"神经、骨骼、肌肉"的"用进废退"现象。这些变化主要表现为:神经系统的衰退,主要与人进入太空后，没有了方向感，没有了用力感，肢体动作非常少有关。因此俄罗斯宇航员在太空生存了7个月以后回到地面时，已经不知道怎样迈步。同时，因太空中没有地球引力和大气压力，宇航员的骨骼代谢模式与地球上相比，发生了很大变化，出现了骨质疏松现象。因此宇航员回到地面后，不敢做任何运动，以防出现骨折。此外，在太空中，宇航员做什么动作都不用费力，肌肉会大幅度退化。

以上事实再次证明，运动减少会对人体造成明显的危害。

（二）

# 运动与疾病

　　发表在国际顶级医学权威期刊《柳叶刀》上的两篇文章及相关评论给了我们深刻的启示。为了量化运动不足对非传染性疾病，主要指世界卫生组织强调的威胁全球健康的冠心病、2型糖尿病和癌症（尤其是乳腺癌和结肠癌）发生率的影响，哈佛大学公共卫生学院I-Min Lee教授及其团队对不同国家的主要非传染性疾病发生率进行保守假设计算，以评估平时不运动的人群参与运动后能多大程度预防非传染性疾病的发生，同时运用寿命表法在种群水平上推算运动可以产生多少预期寿命的增量。结果显示，在世界范围内，6%的冠心病（南亚为3.2%，东地中海地区为7.8%），7%的2型糖尿病（3.9%~9.6%），10%的乳腺癌（5.6%~14.1%）和10%的结肠癌（5.7%~13.8%）是由于不运动所导致的。2008年全球5700万人死于慢性病，其中9%（5.1%~12.5%）是由不运动引起的，即有超过500万人的死亡是不运动造成的。假设不运动的发生率下降10%或25%，那么全球每年就可以分别减少超过53万或超过130万的死亡人数，这个数字不可谓不惊人。而如果消除不运动现象，全世界人口的平均寿命将延长0.68岁（0.41~0.95岁）。因此，研究者认为，不运动是影响健康的一个非常重要的因素，如能修正这种不健康行为将可大幅提高生命质量，延长寿命。

不运动有害健康,这绝不是耸人听闻。运动能预防多种疾病的发生、发展。适度运动对人体是非常有益的,运动能消耗人体内多余的卡路里,促进血液循环,强健肌肉骨骼,缓解精神压力,从而预防多种疾病的发生。接下来,我们就来谈谈运动对以下几种疾病的防治作用。

### 1.代谢综合征

早在20世纪60年代至70年代,学者们已确认了肥胖、高血压、血脂紊乱及糖尿病并存的情况及其与动脉粥样硬化性心血管病(简称"心血管病")的联系,并称之为代谢综合征。代谢综合征的主要生长土壤是肥胖,尤其是内脏型肥胖(腹型肥胖)。即肥胖是代谢综合征发病的源头,是引起高脂血症、高血压、糖尿病、心血管病的主要因素。因此,每一例代谢综合征伴肥胖患者均应进行减体脂治疗,着重监测体脂尤其是内脏脂肪含量的变动情况。运动不仅可减少体脂还可增加身体肌肉含量,对体重指数超标、腹围增大的肥胖人群,每周至少要进行5次以上、每次持续时间30分钟以上的轻或中强度运动以消耗体内过多的脂肪。

### 2.心血管病

这类疾病主要包括与高脂血症相关的动脉粥样硬化性心血管病和高血压。高脂血症是由于血脂沉积于血管内皮引起血管狭窄、硬化,是多种疾病的病理基础。颈动脉粥样硬化可降低脑血供,引起头晕、乏力等症状;粥样栓子脱落可随脑血供堵塞脑血管,引起脑栓塞等严重后果。粥样硬化发生在冠状动脉可致冠状动脉粥样硬化性心脏病,这是最严重的心血管病。我们心脏里的肌肉也需要血供才能正常工作,而给心脏供血的动脉正是冠状动脉,若冠状动脉堵塞,就会影响心脏跳动,威胁心脏功能。适度运动可以减少体内多余的血脂,使其不能在血管内沉积,故而减缓血管硬化、狭窄,是预防高血脂引起的心血管病的重要方法。而且经常进行体育锻炼和运动训练,可使人体心血管系统的形态、机能和调节能力得到良好的适应,提高心肌耐缺血、缺氧的能力。因此,心血管病患者提高体力活动水平可有许多益处,包括运动能力提高、肌肉力量增强、最大心率下降、血压下降、心率血压比下降、炎症因子减少、心绞痛症状减轻、体重下降和高密度脂蛋白水平增高等。

### 3.2型糖尿病

糖尿病分型为1型糖尿病和2型糖尿病。1型糖尿病多发于青少年,由先天性胰岛素分泌不足引起。而2型糖尿病是由于后天外周组织胰岛素抵抗引起,与机体代谢失常有关。2型糖尿病的发生发展受到生活方式的影响,比如增加体力活动和运动,可以显著提高糖尿病人的心肺耐力,甚至能降低其早期死亡率和并发症发病率。因此包括体力活动和运动在内的生活方式干预对2型糖尿病的一级和二级预防都有着重要意义。一直以来,有氧运动都是2型糖尿病二级预防的基础,这与中等强度和高强度有氧体力活动或运动可以改善身体的胰岛素敏感性有关,而胰岛素敏感性的上升又可增加体内葡萄糖的利用率,运动也会使骨骼肌中与糖代谢以及胰岛素信号转导和表达相关的蛋白和酶的含量增加。规律的体力活动或运动还能提高脂肪氧化能力。增加体力活动和运动也是控制体重的一个方法,体重的下降的同时使高密度脂蛋白胆固醇增高和低密度脂蛋白胆固醇、甘油三酯降低。此外,体力活动和运动在控制2型糖尿病的常见并发症方面也有着重要作用。

糖尿病病人医疗管理计划的主要目标是保持最佳的血糖、血脂和血压水平。当这三个因素得到良好的控制时,生理功能将恢复正常,大多数症状也能得到改善或缓解,甚至在一些案例中,整个糖尿病的进程都能得到延缓。

### 4.慢性疲劳综合征

所谓慢性疲劳综合征是以疲劳为突出表现,同时伴有低热(或自觉发热)、肌痛、头痛、神经精神症状、睡眠障碍等非特异性表现的综合征,是一种应激性病症。慢性疲劳综合征是"过劳死"的前奏。现代社会中,竞争日益激烈,人们生活节奏不断加快,体力、脑力长期处于紧张疲劳状态,导致慢性疲劳综合征发病率呈逐年上升的趋势,严重地危害着人们的身心健康。美国疾病控制中心预测,本病将成为21世纪影响人类健康的主要问题之一。慢性疲劳综合征以身体和精神疲劳所致功能障碍为主要特征,缺乏运动、高度紧张和过度劳累是导致慢性疲劳综合征的主要原因。运动作为一种积极有效的治疗方式,能有效地防止慢性疲劳综合征的发生。其中有氧运动是防治慢性疲劳综合征最有效的方式之一,它能显著增强机体全身耐力及心肺功能。对慢性疲劳综合征有益的有氧运动包括步行、慢跑、游泳、滑冰、登山、太极拳、骑自行车等户外运动以及跑步机跑步、骑功率自行车、组合健身器健身、健美操及乒乓球、羽毛球等健身房内的运动。注意健身时应以适量、安全为前提,通过运动真正达到强身健体、缓解疲劳的目的。

### 5.骨质疏松症

体力活动有益于骨健康及预防骨质疏松性骨折。在世界卫生组织"人人享有健康"的21世纪首个十年规划中,已将骨健康作为整体健康的一个有机组成部分。适量运动可以增加骨量,维持合理的骨转换水平,保证适度的骨骼矿化,修复骨骼的微损伤,改善骨骼结构,故适当的体力活动与运动有助于预防骨丢失和骨质疏松。而且,运动作为预防和治疗骨质疏松的手段之一,不仅安全、经济,还具有广泛的健康效益,如增加体位稳定性,增强肌肉力量与耐力,提高神经肌肉控制能力,预防跌倒,减少骨质疏松性骨折发生的风险等。

### 6.阿尔茨海默病

适当运动能够预防及延缓阿尔茨海默病的发生、发展进程,降低阿尔茨海默病患者跌倒风险,增加患者独立生活的能力。运动对阿尔茨海默病的改善程度与体力活动水平成正相关。主要作用机制包括:改善脑部血液循环,延缓大脑萎缩,甚至增加大脑海马旁回体积,促进神经细胞和突触的产生发展,减少β-淀粉样蛋白肽的沉积及神经原纤维缠结的形成。而延缓认知功能衰退或预防痴呆所要求的体力活动量较低,每周150分钟中等强度的运动对阿尔茨海默病有确切的预防和缓解作用,可采用有氧运动、力量练习等多种形式相结合的运动形式。

### 7.癌症

在过去的70多年中,癌症的发病率逐年上升,现已名列世界死亡原因的第二位,在所有死亡人口中,将近15%是由癌症导致的。包括中国在内的一些国家,癌症甚至超过了心血管病成为死亡率最高的疾病。据国家统计局报告,我国死亡人口中大约有25%的人死于癌症。而世界卫生组织估计,有超过30%的癌症是可以通过包括适量体力活动和规律运动的生活方式干预进行预防的,且已发现某些癌症与缺乏体力活动密切相关。相关流行病学研究显示,增加体力活动可以降低乳腺癌、结肠癌和前列腺癌的发病风险。包含体力活动和运动的生活方式干预不仅已成为公认的癌症一级预防策略,而且也能提高癌症病人的生存率和生活质量。因此,运动干预必须纳入全面的癌症医疗管理计划中。

# 有氧运动保健康

## 1.有氧运动"养"身体

现代社会飞速发展，运动设施也在不断更新与完善，我们可以因地制宜，选择最适合自己的一项运动来锻炼身体，比如跑步、脚踏车、健美操、健身、游泳等增进生活情趣的运动，还有如做家务、逛街、步行等方式。有氧运动是最好的现代运动健身保健方式。

美国空军运动研究室医学博士库珀（Dr Kenneth H，Cooper）经多年的研究探索，创造了闻名世界的有氧运动法及其运动处方。有氧运动自创立之日起，就在全世界被健身爱好者接受。有氧运动风尚，至今不衰。

库珀认为，健康并不是肌肉发达、外表强壮，只有当心肺功能也强大时才能获得真正的健康。要维持身体内众多细胞的正常功能，就要为它们提供足够的氧气和营养物质，这就必须要有健康的心肺组织，才能使全身各组织、器官保持良好的功能状态。

大量运动医学研究表明，对于20~60岁的人来说，若长时间缺乏有氧运动锻炼，又不注意饮食营养，其机体组织、器官的机能将下降20%～35%，最终导致机体衰退、器官功能损害，发生疾病。而长期坚持适宜的有氧锻炼，可以使人们在工作生活中充满活力。

有氧运动可使人体吸入高于平常十几倍的氧气，使血红蛋白增加,机体营养物质充足,免疫细胞功能提高,也可加快体液循环,促进组织新陈代谢,将体内的有害物质排出,还可使中枢神经系统保持活力,使体内抗衰老物质的数量增多。因此,适宜的有氧运动可降低心血管疾病的发生率,还能使人的大脑产生生理变化,改善记忆力。

常见的有氧运动项目有:步行、慢跑、滑冰、游泳、骑自行车、太极拳、健美操等。有氧运动对环境有一定的要求,宜选择在公园、树林、湖边、江边、海边等,因为这些地方的空气中负氧离子含量较高。负氧离子对有氧运动很有帮助,它可以改善机体呼吸系统功能和神经系统功能,加强血液循环,加速

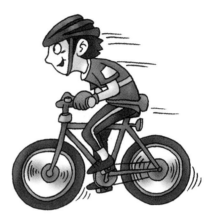

图6-2 骑自行车

新陈代谢,提高人体抵抗力。同时多人一起锻炼,不仅可以锻炼身体,而且能相互交流,增进感情,消除孤独,精神会更加愉快。每日坚持一定的运动,会使我们的身体受益良多。

2.有氧运动"动"起来

不同的人群可以根据各种有氧运动的特点选择适宜的有氧运动。

(1)步行。

步行有很大时空自由度,不太容易受环境的影响,并且适合于各个年龄段。步行的使用:①增强心肺功能,有效防止和减少心血管疾病的发生;②促进新陈代谢,若以每小时3公里的速度步行,坚持2小时左右,可使代谢功能提高50%左右;③步行可防治多种骨、

关节疾病，如关节炎、骨质疏松、肌肉萎缩，增强神经系统的稳定性；④减肥，每天步行4公里，可额外消耗300千卡的热量，保持体形匀称；⑤在快步走的时候，还可以听听音乐，或是欣赏景色，可以放松大脑，有利于睡眠。

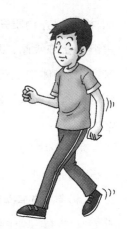

图6-3　步行

（2）跑步。

跑步是最普及，也是非常有效的有氧运动。但是怎样安全、有效地跑步有很多讲究。跑步应从自身状况出发，选择适合自己的节奏和强度，不可操之过急，应由慢渐快，逐渐加速，逐步提高负荷。跑步贵在持之以恒，长期坚持，才会有良好的效果。

运动量选择应因人而异。运动量过小达不到运动的目的；但是运动量过大，非但不能锻炼身体，还会加重心肺负担，对身体造成损害。

跑步的频率、时间及距离的选择：青少年每周4~5次，每次25~45分钟，每次3000米左右；中老年人每周3次，每次1500米左右。

跑步场地的选择：①操场，场地平坦，安全系数高，适合老年人和视力不好的人锻炼，但通常人员比较多，空气质量稍差；②公园，环境优美，早晚时间段人员比较少；③乡村道路或林间小道，空气清新，人员少，地形较多变，锻炼内容更丰富，但安全性较差，容易受伤，遇突发情况时难以处理，不适合身体条件不好的人，最好结伴而行；④海边，在

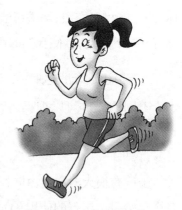

图6-4　有氧运动

沙滩上可以光着脚丫跑，这样有按摩作用，但要注意贝壳等尖锐物伤脚。

跑步虽然有益,但并不是所有人都适合。严重心血管疾病患者、近期心脏病发作者、哮喘发作期以及一些在急性期的传染病患者不宜跑步锻炼;糖尿病患者和高血压3级患者应在监测下跑步锻炼;患有关节炎的人群在关节炎急性发病期不适宜跑步,因为跑步可能对关节造成损伤,尤其是慢性损伤。

(3)游泳。

游泳是最有效的有氧运动。游泳时,身体浮在水中,关节不受重力的影响,所以对关节的损伤最小。游泳能促进新陈代谢,增强机体协调性,增强

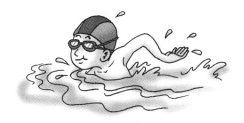

图6-5　游泳

心肺功能以及预防老年病。游泳不仅适合正常人锻炼,而且对于一些活动有障碍的人也是一种很好的锻炼方式。尤其是对于中风导致肢体运动障碍的患者,游泳能促进其肢体运动功能、肌力的恢复。一般在正规的游泳池游泳最为安全。

(4)健美操。

健美操不同于其他有氧运动项目之处:它是一项轻松、优美的体育运动,在健身的同时,带给人艺术享受,使人心情愉快,陶醉于锻炼的乐趣中,可减轻心理压力,促进身心健康发展,从而增强健身效果。练习健美操时应遵循以下锻炼方法和原则:明确目的,循序渐进;坚持不懈,持之以恒;灵活掌握,及时调整;准备充分,以防损伤;姿势正确,动作优美。

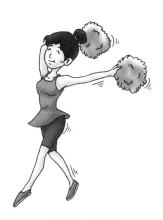

图6-6　健美操

（5）太极拳。

太极拳结合了传统导引、吐纳的方法，注重练身、练气、练意三者之间的紧密协调。练习太极拳可锻炼肌肉，舒筋活络，通过呼吸与动作的配合，又可对内脏加以按摩，达到强身健体的目的。

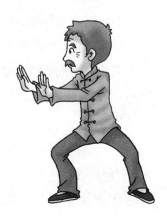

太极拳可以增强神经系统的灵敏性；畅通经络、血管、淋巴及循环系统；提高柔韧性、肌力及肌耐力；增强心肺功能；治疗慢性消化道疾病。总之，经过中西方多项科学研究证实，长年练习

图6-7　太极拳

太极拳对各种慢性病（如神经衰弱、高血压、心脏病、消化不良、风湿关节炎、糖尿病等）有一定的治疗作用。

练习太极拳还能获得很好的精神效益。太极拳能消除压力，练拳时要"心静用意，心无杂念"，精神只集中于"意"上。加上练习太极拳要求刚柔并重、呼吸协调，各器官的获氧量相对提高，故练后使人顿感轻快，压力尽消，情绪稳定平伏，气血循环畅旺，精神亦抖擞起来，工作效率自然提高。这无疑对事事讲求效率、日常生活紧张、精神压力沉重的现代人有着积极的帮助。

（6）室内器械健身。

室内器械健身所需地方面积小，易于普及，适合各年龄段的人。最重要的是不受天气因素影响，可经常锻炼。室内器械健身可以增强心肺功能，锻炼上、下肢肌肉力量，增强全身耐力。借助器械发展身体各部位功能，可准确、定量地计算身体负荷，掌握能耗情况，以有效地控制体重。室内器械健身的原则：场地要宽敞明亮，时间最好在下午，准备工作要充分。

（四）

# 科学运动方案

运动有益于健康，但不是说运动得越多越好。过度运动容易造成肌肉和韧带拉伤，从而引起肌腱炎、疲劳性骨折及其他疾病。所以健康运动是要讲究方式方法的。尤其是老年人，往往患有骨质疏松症，并且心肺功能下降，过度运动会加重身体负担，引起骨折、中风、心绞痛等。运动无所谓何种形式，也无须贪多，只要坚持进行适量运动，对身体都是有益的。关键是要合理安排运动时间和频次，才能获得最大益处。

科学运动包括三大原则：个体化、适度、坚持。只有把握这三大原则，我们才能一方面获得运动带来的益处，一方面避免潜在的运动伤害。

## 1.科学运动三大原则

（1）个体化。

个体的身体素质不同，心肺功能、基础疾病情况也不一样，故而运动方案要根据每个人具体的身体情况而制订，不能生搬硬套、千篇一律。就像同样是跑2000米，对于运动员来说是小菜一碟，可是对于心肺功能差的老年人来说就是沉重的负担。所以我们要根据个人的身体素质，制订适合自己的运动方案。

1969年,世界卫生组织开始使用"运动处方"这一术语,后在国际上被广泛接受。运动处方的完整概念可概括为:对体育锻炼者或病人,根据医学检查资料(包括运动实验及体力测验),按其健康、体力以及心血管功能状况,结合运动爱好和生活环境等个体特点,用处方的形式规定适当的运动种数、时间及频率,以便体育锻炼者或病人有计划地锻炼,达到强身健体的目的。为了准确、有效地制订运动处方,在这之前必须进行医学检查和健康诊断,专家根据检查和诊断结果制订有针对性的运动处方。由于每个人的身体条件千差万别,不可能预先准备适合各种情况的运动处方,即使可能,身体条件或客观环境也在经常变化,今天的处方明天就不一定适合,所以根据当前的具体情况因人制订。

身体状况良好的青年人,除了可以进行步行、长跑、自行车、游泳、健美操等有氧运动,还可以进行篮球、足球、拳击等剧烈的体育活动;没有慢性疾病、心肺功能良好的健康老年人,一般的有氧运动都是可以进行的,但还是建议不要进行剧烈的竞技类体育活动;患有慢性疾病并且心肺功能差的老年人尤其需要注意运动安全,应选择安全、有益的运动方式,宜以耐力性项目为主,如散步、健身跑、游泳、自行车、登山、老年迪斯科,有条件时可以打网球、门球、高尔夫球等,还可选择我国传统体育项目中的气功、太极拳、太极剑等,运动强度及运动时间应该根据自身的身体反应做出及时的调整。具体来讲,身体肥胖的老年人常伴有高血压、冠心病、脑血栓等,可选择强度小的运动,如散步、徒手操、太极拳等;呼吸系统疾病患者,应避免静止的肌肉运动,如举重、拔河等;消化系统疾病患者,应加强腹肌锻炼,如仰卧起坐,但应避免震动性太大的项目;贫血者,宜选择散步、做操、太极拳、慢跑等。

(2)适度。

适度,是予以我们一个指导运动的量化指标,达不到这个指标,难以收到成效,超过了这个指标就会对身体造成损害。运动的适度量化指标具体包括三个方面:运动频次、运动时间、运动强度。

理论上来说健康成年人,每天保持一定量的运动锻炼对健康是最好的。只不过在生活中,我们往往难以坚持,但至少应保持每周运动至少5次,每次40~60分钟的中等强度运动量。而老年人闲余时间较多,如身体允许可每日进行运动。每天进行身体锻炼的时间保持在30~60分钟也不为过,但是锻炼的强度不宜太大,以中低强度为宜。

运动强度要因个体年龄和身体状况而定。过高的运动强度会损害健康,太小的运动强度达不到健身的效果,所以在运动中准确控制运动的强度和频率非常重要。运动强度一般用最大摄氧量或心率来表示。通常以心率来控制强度更易接受和运用,一般心率保持在150次/分左右的运动都是有氧运动。运动时的目标心率可根据以下公式进行计算:运动目标心率=(220-年龄)×(60%~75%)。再根据目标心率调节运动强度。运用上述公式时要注意两个方面:①不要在很短的时间内把心率提高到目标心率;②运动前一定要做准备活动来热身,并逐步提高心率,在天气寒冷时更要如此。

运动强度和运动负荷是否适宜,还可从运动结束后的生理状态来判断:一是观察运动后脉搏的恢复情况,记录运动结束时的即刻脉搏和休息第二分钟时的脉搏,若从即刻脉搏到休息第二分钟时的脉搏下降了20%以上,则表明这次运动强度和运动量是适宜的;二是运动后第五分钟时,呼吸应恢复正常,心脏不应再"砰砰"作响,第二天晨起脉搏应波动不大,体重基本不变。适宜的运动给人的感觉应该是稍感轻松,若很轻松和不轻松都是不适宜的表现。

(3)坚持。

如美国国家航空航天局的研究表明:宇航员在失重情况下,肌肉无法进行正常工作,不锻炼肌肉很快会失去力量,在48~72小时内必须再次锻炼肌肉以重建良好的体效。所以要想保持适度的健康水平，每周至少要运动两次以上。但不管怎样，锻炼就应该形成规律，不能三天打鱼两天晒网，这样不利于锻炼效果的积累，甚至有损健康。

任何运动都应该坚持，不管每天的运动量有多少，即使是步行半小时，只要每天坚持都会达到很好的锻炼效果。但坚持锻炼确实很难做到，我们不仅要从繁忙的工作中抽出宝贵的休息时间来运动，还要与自己的惰性做斗争。但只要坚持下去，体重、血脂检查报告单等都会回报我们。

### 2.老年人健身有讲究

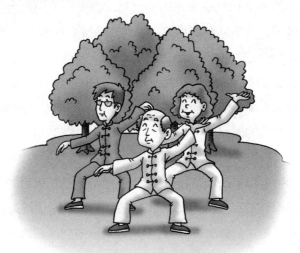

图6-8　老年人练习太极拳

（1）不宜在早晨运动。

现在我国大多数老年人习惯把锻炼的时间安排在早上6~8点，但早上对老年人来讲，并不是最适宜的锻炼时间。主要原因如下：①经过一晚的睡眠，人基本没有摄入水，血液黏度相对较高，影响血流速度，运动时供血会相对困难，对于血液黏度已相对较高的老年人更是如此。此外,高血压患者脑溢血发病多在早上。②早上空气是一天当中最污浊的,因为夜晚没有阳光,植物不能光合作用,使得二氧化碳浓度高而氧气少,尤其是密集的树林里更是如此。据国际环保组织报道,一天当中空气质量最好的时候应是上午9~10点。③早上空腹运动容易导致低血糖,糖尿病患者尤其要注意,早上空腹运动时以脂肪供能为主,产生的某些代谢产物,如脂肪酸对心肌有影响,对心脏病患者的影响会更大;④早晨6点~8点,人体各项机能均处在较低水平,此时进行体育锻炼难以到达理想效果,且容易受伤。所以老年人在进行体育活动时最好不要在早上进行,最适宜时间是上午9~10点或下午4~6点。

(2)太极拳、慢跑等有氧运动对老年人健康最有利。

许多运动项目老年人都可参加。一些学者研究后认为对老年人的身体健康更有利的运动为太极拳、慢跑、快步走、游泳、爬山、交际舞、气功等。日本一学者发现,中国太极拳对神经系统、心血管系统、消化系统和内分泌系统等的功能有益。练习太极拳时"用意不用力""意到身随",以意念引导动作,此时大脑皮质除了有关的运动中枢及第二信号系统处于高度兴奋外,皮质的大部分区域都处于广泛的抑制状态,这种运动中枢兴奋对周围区域的负诱导,能抑制某些慢性病的病理兴奋处,使某些疾病得以缓解。而慢跑曾被认为是最有益健康的有氧运动。最近几年学者研究发现,快步走也类似慢跑有明显的健身作用。

(3)参加体育运动时可选自己喜爱的项目进行。

老年人不要做自己不喜欢和能力不够的运动项目。参与不喜欢的项目会产生不良情绪,影响锻炼效果,还易受伤,而体力难以支付的运动项目非但对身体无益还会对身体造成损伤。对抗性竞争运动、负重运动、较长时间憋气等运动最好也不要参加,以免对身体产生伤害。老年人参加的运动项目最好能使全身各部分都能运动起来,不要一次活动只运动了身体某个部位。要保持肌肉的弹性最好是多做伸展运动。无论参加什么运动,要取得一定的锻炼效果,最主要的是在运动中对强度、负荷的准确把握。

**健康回眸**

1.生命在于运动,运动能增强体质,促进身体和心理健康。

2.运动对于多种慢性病(如心血管疾病、2型糖尿病、骨质疏松症等)有很好的预防和治疗作用。

3.有氧运动(如步行、慢跑、游泳等)是很好的运动方式。

4.运动三原则:个体化、适度、坚持。

# 七

## 健康管理从自身做起

是故圣人不治已病治未病，不治已乱治未乱，此之谓也。夫病已成而后药之，乱已成而后治之，譬犹渴而穿井，斗而铸锥，不亦晚乎。

——《素问》

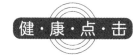
## 健康管理真的有效?

　　我国一项研究健康管理效能的项目,选取100例年龄为40~60岁且被爱康360°DMD疾病评估系统初次评估为患一种及以上疾病,如高血压、冠心病、糖尿病、慢性阻塞性肺病的风险在中度以上的受试者作为研究对象,并对其实施个体化健康管理一年。结果表明,经过一年的健康管理,被调查者的不良生活方式均有所改善,但吸烟及饮酒两项改善不明显;实验室检查结果对比发现,健康管理一年后,研究对象体内总胆固醇、甘油三酯水平下降,高密度脂蛋白水平升高,差异均具有统计学意义;同时对比研究对象的患病风险等级,健康管理6个月后,上述疾病的患病风险改变无统计学意义,但健康管理一年后,管理对象患高血压、冠心病、糖尿病、慢性阻塞性肺病的风险均有所降低。该项研究说明,健康管理可以明显改善人们的不良生活习惯及行为方式,从而降低慢性病的患病风险。

## （一）

# 健康管理那些事儿

　　1929年，美国蓝十字蓝盾协会就已经开始了对健康管理模式的探索和实践。1978年，美国密执安大学成立了健康管理研究中心。2001年，我国第一家健康管理公司注册。2003年，健康管理问题在"健康管理与医疗保障（险）高层论坛"上取得了基本共识并得到重视。2005年，劳动和社会保障部将"健康管理师"列为新职业。2007年，中华医学会成立健康管理学分会。2011年，"国家健康管理人才培养专项基金管理委员会"成立。2018年《健康管理师蓝皮书：中国健康管理与健康产业发展报告（2018）》指出：人社部将健康管理师列为知识-技能型职业。随着这一系列工作的开展，我国健康管理正朝着科学化、规范化的方向发展。

　　什么是健康管理？《健康管理师国家职业标准》中对健康管理师是这样定义的：从事健康的监测、分析、评估以及健康咨询、指导和健康干预等工作的专业人员。可得知，健康管理是对个体或群体进行全面监测、分析、评估，提供健康咨询和指导以及对健康危险因素进行干预的全过程。简单来说，就是对健康问题的监测发现、认识评估、干预解决、再监测、评估、干预的循环过程，其重点在于对健康问题的干预解决，目的是使管理对象走向健康之路。

　　健康管理实践模式中的"监测、评估、干预"具体是指：①个人健康信息管理,收集并管理个人的健康信息,建立个人健康信息档案,包括日常生活行为、嗜好、病史、家族史、生活工作环境、体检结果等;②个人健康与疾病危险性评估,通过疾病危险性评价模型分析收集的个人健康信息,评估个人疾病危险性;③个人健康计划及改善的指导,在分析得到个人疾病危险性及危险因素分布信息后,制订适合的健康干预计划,改善不良生活方式。

　　健康管理服务的流程一般来说包括五个部分:①体格检查:这里的体格检查是以个人或集体的健康需求为基础的,体格检查项目的选择可根据个体的年龄、性别、工作特点、家族史、既往史等方面进行调整,体格检查结果对之后的健康干预有明确的指导意义;②健康评估:通过分析个人的基本信息(包括生活方式、健康史、家族史)和体检结果为服务对象提供健康评估报告,报告包括个人体格检查报告、个人总体健康评估报告以及精神压力评估报告;③个人健康管理咨询:完成体检及评估后,被服务者可以到不同层次的健康服务点进行健康咨询,了解个人健康信息和健康评估结果及其对健康的影响,健康服务点制订个人健康管理计划,提供健康指导,制订随访计划等;④个人健康管理后续服务:该项内容主要取决于被服务者的情况、需求以及资源的多少,形式多样,被服务者可选择通过互联网进行健康信息查询、寻求指导,也可选择服务方通过电话或面对面进行监督随访,此外,健康教育课堂也是后续服务的重要措施,在提高个体健康意识、改善生活方式和疾病控制方面

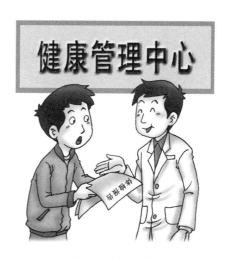

图7-1　健康管理咨询

有较好的效果;⑤专项健康及疾病管理服务:除常规的健康管理服务以外,还可根据个体情况提供专项健康管理服务,如已患慢性病的个体或具有患病高风险的个体,可针对特定疾病及疾病的危险因素进行专项管理服务,如对心血管疾病患者进行戒烟、运动、膳食管理等。

健康管理的核心是疾病的"三级预防",这是一种前瞻式卫生服务模式,美国太平洋公司联合铁路公司实施"健康轨道"项目,对员工进行健康管理,发现除了人群健康指标有很大改善外,经济收益明显,实施健康管理后总费用与总效益比为1:3.24,有效地节约了医疗支出。健康管理以较少的投入获得较好的健康效果,是我国解决国民健康问题的必经之路。

目前在我国,健康管理仍是一个新兴行业,虽呈现出良好的发展趋势,但仍存在着各种挑战,如政府相关部门与社会认知度较低,相关政策支持力度不足,相关专业人力资源不足,基础研究薄弱,正规的教育培训和学科体系尚未建立,没有统一规范的管理服务模式和实施途径,信息化水平低,应用软件不统一等。在我国,健康管理发展任重而道远,只有不断地完善、创新,才能满足人们日益增长的健康需求,有利于慢性病防控及国民健康长足发展。

# 自我健康管理概况

健康是人生最大的快乐，但健康不是从天上掉下来的，需要每个人自己去关注、去投入、去呵护；健康是人生最珍贵的财富，如果没有进行有效正确的管理就会出现浪费。健康管理要有专业机构和人员，更关键的是要我们自己努力，最好的医生是自己。

自我健康管理是指个人通过相应的健康量表、健康评估软件，或在专业人员的指导下对自己的健康信息和健康危险因素进行分析、评估、预测和干预的全过程。其管理手段是借助健康量表、健康评估软件或健康信息系统，随时监

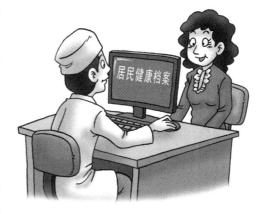

图7-2　健康建档与指导

测自己的健康信息，掌握健康状况。对未患疾病的个体来说，自我健康管理是一种认识自身健康状态、了解健康基本知识、选择健康生活方式、保持健康状态的能力；对已患疾病特别是慢性病的个体来说，自我健康管理则是处理慢性病所必需的能力。

随着健康管理研究的不断深入，自我健康管理已不再局限于生理疾病，同时也包括心理和社会这两个方面的问题。蔡志一通过研究发现，健康管理绩效指标可分为休息与保养管理、情绪管理、医疗管理、营养管理、运动管理和健康环境管理六大类。张冬妮等在国内外相关文献研究的基础上，总结出健康管理的要素应包括合理用药、慢性病管理、心理管理、生活方式管理、社会环境及其他要素（包括目标设定、卫生资源可及性、处理不确定情况的能力）。不过目前在我国，自我健康管理的形式还比较单一，主要是生活方式管理和疾病管理。生活方式管理是指以个人或自我为核心的卫生保健活动，强调个人选择行为方式的重要性，因为后者直接影响人们的健康。生活方式管理通过健康促进技术，比如行为纠正和健康教育，来保护人们远离不良行为，减少健康危险因素对健康的损害，预防疾病，改善健康。而疾病管理是一个协调医疗保健干预和与病人沟通的系统：它强调病人自我保健的重要性；它支撑医患关系和保健计划，强调运用循证医学和增强个人能力的策略来防止疾病的恶化；它以持续性地改善个体或群体健康为基准来评估临床、人文和经济方面的效果。

怎样进行自我健康管理呢？自我健康管理主要包括了解自身健康信息、自身健康及疾病风险评估、制订适合自己的个性化健康计划三个步骤。

## 1.了解自身健康状况

对照前面介绍的世界卫生组织定出的10条健康标准（见第一章中"健康知多少"）对自己进行健康自测，同时定期到医院或健康管理中心进行体检，建议每年做一次体检，了解自己的健康状态，写健康日记自行建立健康档案，及早发现健康问题及疾病并采取相应的措施，抓住最好时机维护健康。

### 2.自身健康及疾病风险评估

可通过健康管理自助量表、健康评估管理软件或专业健康管理人员对自己的健康进行评估,了解自己有哪些不良生活习惯、行为方式,了解自己目前的健康状态和健康风险分布。

### 3.制订适合自己的个性化健康计划

制订计划并付诸行动,干预自身不良生活方式。不是每个人都适用于同一个健康计划,健康计划要根据自身情况科学设计、科学管理,并应该定期监测各项指标,及时调整健康计划。例如饮食方面,每个人都需要个性化营养膳食计划,可以每天记录膳食情况,并根据自身情况进行调整。计划制订后必须付诸实际、循序渐进、持之以恒,不可操之过急。健康干预是一个长期的过程,应建立正确的短期和长期目标,不能因为短时间看不到明显效果就灰心放弃。

另外,了解常见病诊治的相关知识,特别是对自身已患或患病风险高的疾病,予以关注和重视,学会必需的预防、治疗方法,不可讳疾忌医,遵循医嘱规范用药及治疗。

对待健康,我们不要刻意,更不能随意,而要注意;健康的管理,不是枯燥,更不能当作压力,自我健康的管理,从我做起,从现在做起!

# 慢性病自我健康管理

近年来，我国心脑血管疾病、糖尿病、肿瘤等慢性非传染性疾病发病率及其造成的死亡率逐年升高，而慢性病的病因80%与生活方式及外在环境因素。世界卫生组织研究报告指出，人类1/3的疾病可以通过预防与保健而避免发生，1/3的疾病可以通过早期发现治疗得到有效控制，1/3的疾病通过有效的信息沟通能够提高治疗效果及患者的生活质量。所以自我健康管理是控制慢病最有效的方法。慢性病自我健康管理包括收集个人基本健康信息、基本信息分析评估和制订健康计划，以实现健康干预。个人基本健康信息的收集包括一般情况、健康状况、既往史、家族史、生活习惯、血压、血糖、血脂、身高、体重、腰围、体格检查结果等；基本信息分析评估，可咨询专业机构人员或利用评估软件、各种疾病风险评估量表进行预测和评估；而制订健康计划对于不同的疾病各有侧重点。以下我们简单介绍一下高血压、高脂血症、冠心病、2型糖尿病、慢性阻塞性肺病、痛风、恶性肿瘤在自我健康管理中怎样进行健康干预。

## 1.高血压病患者健康干预

高血压病是指在未用降压药的情况下，不同日3次或3次以上测量收缩压≥140 mmHg和/或舒张压≥90 mmHg。收缩压≥140 mmHg

和舒张压＜90 mmHg
单列为单纯性收缩期
高血压;服用降压药的
情况下,血压虽然低于
140/90 mmHg,亦应该
诊断为高血压。其主
要并发症有脑卒中、心
肌梗死、心力衰竭及慢
性肾脏病等。容易引
发高血压的常见因素
包括高盐饮食、肥胖、

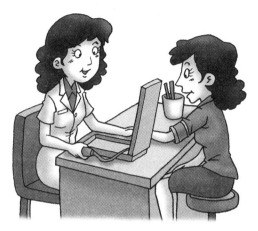

图7-3 测量血压

体力活动过少、过度饮酒、精神紧张等。对引发高血压的主要危险
因素进行干预,包括限制钠盐摄入量、增加新鲜蔬菜摄入量、限制饮
酒及戒酒、减轻体重、适度的体力活动和体育运动、戒烟、保持良好
的心理状态等。高血压中危及以上个体,除改善生活方式以外还应
予以药物治疗,高血压药物的选择应根据个人情况制订个体化治疗
方案。每2个月左右对健康情况进行再分析、评估,注意定期监测
血压、血脂、血糖、体重、腰围的变化。

### 2.高脂血症患者健康干预

高脂血症是指血浆中胆固醇和/或甘油三酯水平升高。过多的
胆固醇和甘油三酯会改变血管构造的稳定性,并附着于血管壁上,
造成血管阻塞,这是脑卒中、冠心病、心肌梗死的主要危险因素。饱
和脂肪(奶油、动物脂肪)的过度摄取、运动量下降、肥胖、吸烟等都
可以引起总胆固醇、低密度脂蛋白胆固醇、甘油三酯的升高。所以
高脂血症的健康干预应做到:①限制饱和脂肪、胆固醇含量高的食
品摄入,适量摄入含较多不饱和脂肪酸的食物,多吃含膳食纤维多
的蔬菜;②减少煎炸食品摄入,做菜少放油;③限制甜食,因为糖可

转化为内源性甘油三酯,从而增加甘油三酯的浓度;④降低体重,饮食原则是低脂肪、低糖、足够蛋白质;⑤戒烟限酒;⑥避免过度紧张;⑦加强体育锻炼,选择适合的运动项目及强度;⑧定期检查血脂,改变生活方式仍无法控制血脂的高脂血症患者应咨询专业医生,使用药物治疗。

### 3.冠心病患者健康干预

冠心病是指供应心脏本身的冠状动脉管壁形成粥样斑块造成血管腔狭窄或阻塞所致心脏病变。易患因素包括年龄的增加、高脂血症、高血压、吸烟、糖尿病等。主要临床症状为心绞痛。典型心绞痛的特点是胸骨后闷痛或压榨紧缩感、窒息感,疼痛可放射到左肩背部、左上肢内侧,多在病人劳累后或饱餐后诱发,发作时休息或舌下含服硝酸甘油或速效救心丸后症状可缓解。如果这种不适持续时间超过15~30分钟,且舌下含硝酸甘油又不能缓和时,需警惕心肌梗死。心肌梗死一般伴有四肢发冷、大汗、濒死感、气促等现象。冠心病的健康干预主要包括戒烟戒酒、适量的体育锻炼、心平气和(以避免情绪波动过大)、低盐低脂饮食、增加钾和镁元素的摄入、规律生活、避免劳累、积极控制血压和血糖等。另外,冠心病患者应该重视夜间保健,因为研究发现,晚上9点到11点是冠心病最容易发作的一段时间,所以这段时间应尽量避免诱发因素。

### 4.2型糖尿病患者健康干预

糖尿病是由于胰岛素分泌不足和/或胰岛素的作用不足(靶细胞对胰岛素敏感性降低)引起的以高血糖为主要特点的全身性代谢紊乱性疾病。长时间高血糖会损害血管系统,导致全身血管老化的加速,促进动脉硬化,增加缺血性心脏病及脑卒中的风险,引起毛细血管和微血管网基底膜变厚,血管瘤形成,微循环障碍,导致糖尿病性神经病变、糖尿病肾病及糖尿病性视网膜病变等。医学界公认2

型糖尿病与不合理膳食、肥胖、体力活动减少有关,另外随着年龄增大,胰岛素分泌会一定程度下降,并且长期的快节奏生活与情绪紧张也会影响内分泌功能,增加糖尿病风险。所以糖尿病的健康干预主要包括合理膳食、控制体重、适当锻炼与运动。其中合理膳食是基本手段,应做到合理控制膳食总能量,合理分配碳水化合物、脂肪和蛋白质的摄入,进食充足的蔬菜和适量的水果,补充足量的维生素和无机盐,保持高膳食纤维与低盐饮食,限制饮酒。

**5.慢性阻塞性肺病患者健康干预**

慢性阻塞性肺病是一种以不完全可逆的气流受限为特征的疾病。具有进行性不可逆为特征的气道阻塞性疾病,是一种破坏性的肺部疾病。刺激性烟雾、气体、粉尘以及气温气候的突变、尘螨、细菌、寄生虫、花粉、化学气体等都可加重对支气管黏膜的损害。慢性阻塞性肺病的健康干预应做到:①远离不良刺激,保持室内空气流通,加强戒烟,注意保暖,预防感冒;②规律合理用药;③加强呼吸功能锻炼,如缩唇呼吸法和腹式呼吸锻炼;④坚持低流量氧疗;⑤饮食管理,少食多餐,软食为主,多吃鸡鸭肉等高蛋白食物,避免食用羊肉、狗肉等属热性食物,适量进食脂肪,低碳水化合物饮食,适量补充维生素及微量元素,低钠饮食,避免辛辣、油腻及膨化食物等;⑥学会监测疾病进展的方法,咳嗽、喘息加重提示病情急性加重,痰量增多、变黄提示感染可能;⑦心理护理:平静心态,建议家人经常陪伴、交流;⑧进行适当的力所能及的文体活动。

**6.痛风患者健康干预**

痛风是指人体内嘌呤的代谢发生紊乱,尿酸的合成增加或排出减少,造成高尿酸血症,当血尿酸的浓度过高时,尿酸以钠盐形式沉积在关节、软组织、软骨和肾脏中,引起组织的异物炎性反应。主要临床特点是反复发作的高尿酸血症伴痛风性关节炎,痛风石沉积,痛风石性慢性关节炎和关节畸形,常累及肾脏,引起慢性间质性肾炎和尿酸性肾结石。痛风患者应做到:①保持理想体重,研究发现,降低体重常可使痛风病情得到控制;②碳水化合物可促进尿酸排出,痛风患者可适当食用富含碳水化合物的米饭、面食等;③蛋白质可根据比例摄取(1 kg体重应摄取0.8~1 g蛋白质),并以牛奶、鸡蛋为主,因畜禽肉熬汤后50%的嘌呤可溶于汤内,所以痛风患者应减少吃炖肉、肉汤;④脂肪可减少尿酸排出,少吃脂肪含量高的食品;⑤多喝水,促进尿酸排出;⑥低盐饮食;⑦禁酒,因为酒精会抑制尿酸排出,而且啤酒内含有大量嘌呤,容易诱发痛风;⑧避免过度劳累、紧张、湿冷;⑨限制嘌呤摄入,禁食内脏、骨髓、海产品、发酵食物、豆类等;⑩必要时使用药物治疗,减少嘌呤生成,促进尿酸排出。

### 7.恶性肿瘤患者健康干预

恶性肿瘤,很多人谈之色变,但事实上恶性肿瘤并不等于死亡,现在的观点把它定义为一种可控制的慢性病而不再是绝症。恶性肿瘤的发生发展是一个缓慢的过程,"防"在恶性肿瘤风险较高人群的健康管理中极其重要。"一早"即早预防,应有效预防恶性肿瘤的发生,恶性肿瘤的发病主要跟不良的生活习惯、环境污染、长时间射线暴露、慢性刺激和创伤等有关。日常防癌应做到不吃发霉的粮食及其制品,不吃熏制或腌制的食物,不吸烟酗酒,勿憋尿,可适当多吃洋葱、大蒜、胡萝卜,低盐低脂饮食,饮用清洁新鲜水,多喝蔬菜汁,不吃被农药污染的蔬果和其他食物,不吃有可能致癌的药物,保持环境通风,装修时避免使用甲醛、二氯甲烷等超标的材料且装修后应通风一月以上才入住,尽量减少进食煎炒油炸熏烤类食物,尽量减少暴露在射线下的时间,坚持适当锻炼,保持心情开朗愉快等。"二早"即早发现,重视恶性肿瘤的十大危险信号:①体表或表浅可触及的肿块逐渐增大;②持续性消化异常;③吞咽食物时进行性加重的胸骨后不适乃至哽噎感；④持续性咳嗽；⑤耳鸣，听力减退，鼻出血，鼻咽分泌物带血；⑥月经期外或绝经后的不规则阴道出血，特别是接触性出血；⑦大便潜血、便血、血尿；⑧久治不愈的溃疡；⑨黑痣、疣短期内增大，色泽加深、脱毛、痒、破溃等现象；⑩原因不明的体重减轻。定期进行健康体检，特别是有恶性肿瘤家族史及恶性肿瘤遗传易感性的人群。"三早"即早治疗，已诊断为恶性肿瘤的患者应积极进行正确的规范化治疗，健康饮食、合理锻炼之外还应重视心理健康管理，患者家属应做到控制自己的情绪，耐心疏导患者，帮助鼓励患者树立信心，给予患者心理上的安慰及精神上的支持。当然，定期到医院随访是必不可少的。

（四）

# 健康信息素养

1974年，Simonds SK第一次提出了"健康素养"这一术语。目前，健康素养最为广泛定义为个体获取、理解和处理基本健康信息和服务，并运用这些信息维护和促进自身健康的能力。包含知识（基本的健康知识和技能）和能力（健康信息素养）两个层面，其中能力层面为核心。健康信息素养的概念是由美国医学图书馆协会（Medical Library Association，简称MLA）于2003年首次提出，是指识别健康信息需求，利用可能的信息来源检索健康信息，评价信息的质量及其使用范围，分析、理解应用信息并做出正确健康决策的一系列能力。

世界卫生组织曾预言，信息是通往健康的必经之路，而健康信息素养将成为21世纪公众健康素养促进的一个关键点。大量研究证明，健康信息素养影响着人们对健康和疾病的认识，对健康促进和预防保健服务的参与度，同时也影响着疾病治疗的临床决策和自我疾病管理的效果。

良好的健康信息素养需要具备四种能力，包括需求意识、获取能力、评价能力和利用能力。

### 1.需求意识

健康信息的需求意识是指能够意识到健康信息对健康的影响，确认自己对某方面的健康信息有所需求，并有能力去识别所需健康信息的种类和程度。此为健康信息素养的基础。

### 2.获取能力

健康信息的获取能力是指个体具备制订获取有效健康信息策略的能力，是健康信息素养的核心。获取信息的传统途径主要包括电视、广播、报纸及医院专家咨询宣教等，随着科技与信息化的发展，年轻一代更多是通过互联网获取信息。

### 3.评价能力

健康信息的评价能力指能够正确理解健康信息的内容，准确评价其来源和质量的能力，包括理解和评价两个方面的能力，因此通常评价能力是利用健康信息为己服务的前提，只有具备良好的健康信息评价能力，才能选出最适合自己需求的信息。可以通过掌握信息相关基础知识、充分阅读信息、评估信息源权威性来增强评价能力。

### 4.利用能力

健康信息的利用能力是公众健康信息素养水平的最终体现，是指公众能够有效组织和利用所获取的健康信息，并有选择地将其融入自己的知识体系，改善自身健康状况，满足医疗保健需求。

另外，培养良好的健康素养还必须紧密结合卫生政策、教育措施，贯彻"以人为本""预防重于治疗"的服务理念，增加对健康领域的资助，开展面向公众的健康信息素养培训，开发健康信息资源网站，加强健康教育者与公众、医务人员与患者之间的双向交流。

## 健康回眸

1. 健康管理是对个体或群体进行全面监测、分析、评估,提供健康咨询和指导以及对健康危险因素进行干预的全过程。简单来说,就是对健康问题的监测发现、认识评估、干预解决、再监测、评估、干预的循环过程,其重点在于对健康问题的干预解决,目的是使管理对象改变不良生活方式,保持健康状态。

2. 自我健康管理指个人通过相应的健康量表、健康评估软件,或在专业人员的指导下对自己的健康信息和健康危险因素进行分析、评估、预测和干预的全过程。其管理手段是借助健康量表、健康评估软件或健康信息系统,随时监测自己的健康信息,掌握健康状况。

3. 慢性病的病因80%与生活方式及外在环境因素有关,自我健康管理是控制慢性病最有效的办法,不同的疾病、不同的人群在健康管理方面也有不同,了解高血压、高脂血症、冠心病、2型糖尿病、慢性阻塞性肺病、痛风、恶性肿瘤等慢性病患者的自我健康管理,形成健康理念,调动自己的积极性,使自我健康管理的效果最大化。

4. 健康信息素养是指识别健康信息需求,利用可能的信息来源检索健康信息,评价信息的质量及其使用范围,分析、理解应用信息并做出正确健康决策的一系列能力,是21世纪公众健康素养促进的一个关键点。其影响着人们对健康和疾病的认识,对健康促进和预防保健服务的参与度,同时也影响着疾病治疗的临床决策和自我疾病管理的效果。

# 八

# 实用家庭保健法

没有病就是福,与疾病做斗争,最有效的手段是自我保健。

——民间谚语

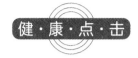

## 古代保健观

中医典籍《素问》提出了"治未病"的思想,阐明了"治未病"的重要性。"治未病"包含两个方面,一是未病先防,一是已病防变。这是我国古代最早对保健的阐述,对养生保健、防病治病有着重要的指导作用,数千年来一直有效地指导了中医学的防治实践。《素问·宝命全形论》又云"天覆地载,万物悉备,莫贵于人",指出了世间万物,人是最宝贵的,我们应该珍惜生命,注重养生,做到"未病先防"。《素问·生气通天论》中有"病久则传化,上下不并,良医弗为"的告诫,指出疾病日久传变,必然造成医药无效的严重后果,也暗示既病防变,应力求将疾病控制在初期阶段,防止加重和恶化。《素问·玉机真脏论》曰:"五脏相通,移皆有次,五脏有病,则各传其所胜。不治,法三月若六月,若三日若六日,传五脏而党死。"这里则强调了把握病机的重要性。掌握疾病的传变规律,采取行之有效的措施阻止其传变,亦是"治未病"思想的重要内容。

# 家庭医学基础知识

## 1.认识我们的身体

自然造万物，经过几百万年的不断进化，我们的身体已经类似于一台精密的机器，结构复杂，功能完善。然而，我们对自己的身体又了解多少呢？接下来就让我们对人类生命的载体来一个全面的认识吧。

人体的生命活动以血液中的氧气和营养为能源，人体各个器官的功能都是围绕这个主题展开的。我们的身体由各个器官组成，功能一致的器官组成系统，共同组成人体。人体的器官、系统何其复杂，为了让大家更好地了解又不至于被复杂的医学知识吓住，我们首先来简单了解以下几个系统：运动系统、心血管系统、呼吸系统、消化系统、泌尿系统、生殖系统、血液系统、神经系统。

（1）运动系统。

运动系统主要由骨骼和肌肉组成，人体共有大大小小206块骨骼、600多块肌肉。骨骼、肌肉主要起保护和运动的作用，而且每一块骨骼和肌肉都严格符合人体力学的要求，共同组成人体精密的运动系统。

（2）心血管系统。

心血管系统主要由心脏、动脉、静脉组成。心脏就像是一个永不停歇的水泵,动脉、静脉就像水管,心脏以每分钟60~80次的频率将富含氧气和营养的血液通过动脉送往全身各器官、组织,再将各器官、组织产生的废料通过静脉回收,在回收途中带走肠道吸收的食物营养,再把吸收的废料送往肝脏、肾脏排毒,最后静脉血到达肺部排出废气(主要是二氧化碳)并交换氧气,重新成为富含氧气和营养的血液回到心脏。然后心脏再次将动脉血送达全身,开始新一轮循环。

(3)呼吸系统。

呼吸系统主要包括上呼吸道和下呼吸道。上呼吸道主要包括鼻腔、咽喉;下呼吸道主要包括如树干样分布的由大到小各级支气管、肺泡。呼吸系统的主要功能是吸入空气,让空气中的氧气在肺泡吸收入血,然后将血液中代谢后产生的二氧化碳交换出,排出呼吸道。总的来说,我们的呼吸道就是一个通道和气体交换

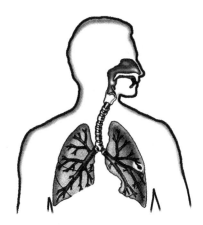

图8-1 呼吸系统图

的场所,所以我们必须维护这个通道的通畅才能利于气体交换。许多疾病能阻塞气道,影响体内外气体交换。慢性阻塞性肺病、哮喘、气管内肿瘤、气管堵塞等都能影响呼吸道通气;急性呼吸窘迫综合征等引起的肺泡周围软组织病变则会直接影响氧气和二氧化碳的交换。

(4)消化系统。

我们所吃的食物要在消化系统内分解成为人体能吸收的营养成分,以满足生长发育及体力、脑力劳动的需求。消化系统主要由空腔脏器和腺器官组成。空腔脏器依次为食管、胃、十二指肠、小肠、大肠等,尾端就是废物排泄处——肛门。空腔脏器是食物通过、食物消化、营养吸收的地方。当然,把食物分解成能被人体吸收的

营养元素需要腺器官分泌的消化液的帮助。口腔内的唾液腺能分泌唾液,胃内的壁细胞等能分泌胃液,肝脏分泌胆汁以消化脂肪,胰脏分泌胰液以消化蛋白质等物质。食物在口腔内被牙齿咀嚼碎后通过食管进入胃,在胃内经过约4小时的初步消化通过十二指肠进入小肠。小肠是人体吸收营养物质的主要场所,小肠壁被丰富的血管包围,被吸收的营养物质就通过小肠壁上的血管进入血液。接着小肠内容物进入大肠,在大肠内进行水分吸收,最后通过肛门排出消化后的食物残渣。

(5)泌尿系统。

人体的泌尿系统主要包括两个肾脏、一个膀胱及输尿管。我们饮入体内的水分在胃肠部被吸收入血液,血液由动脉流入肾脏。肾脏好像一个由许多密密麻麻的筛子组成的器官,血液流经这里,过滤多余的水分、盐类及一些代谢物。由于肾脏在人体水盐排出方面发挥着重要作用,所以肾脏的功能直接影响着我们的血压、体内水盐含量等。同时肾脏也有一定的分泌功能,分泌的激素也主要起调节水盐代谢的作用。双侧肾脏滤出的水分通过左右输尿管到达膀胱内暂时存放,当膀胱内存放的尿液达到一定量时会刺激膀胱壁压力感受器,引起神经反射传到大脑产生便意,大脑就会告诉我们该上厕所了。

(6)生殖系统。

女性的生殖系统主要包括双侧卵巢和连接它们的输卵管。左右输卵管开口于子宫,子宫的开口处是子宫颈,子宫颈连接阴道,阴道开口于外阴。卵巢是产生卵子及女性各种激素的地方,是维持女性特征的重要器官。《黄帝内经》有云:"女子七岁,肾气盛,齿更发长,二七而天癸至,任脉通,太冲脉盛,月事以时下,故有子。三七,肾气平均,故真牙生而长极。四七,筋骨坚,发长极,身体盛壮。五七,阳明脉衰,面始焦,发始堕。六七,三阳脉衰于上,面皆焦,发始

白。七七,任脉虚,太冲脉
衰少,天癸竭,地道不通,故
形坏而无子也。"中医里所
说的天癸就相当于西医里
所讲的卵巢,12~14岁时女
性卵巢功能逐渐发育成熟,
开始分泌雌激素,产生月经,
刺激女性特征发育——乳
房和臀部开始积蓄脂肪;而

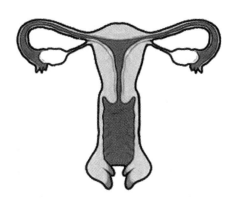

图8-2　女性生殖系统结构图

到了48~50岁,卵巢功能衰竭,女性不再产生月经,并且雌激素水平
陡然降低,那些靠雌激素维持的女性特征开始减退,女性出现老化。
女性卵巢产生的卵子在输卵管内受精,然后来到子宫内,着床于子
宫内膜,逐渐发育为卵泡、胚胎、胎儿。由于解剖结构的原因,女性
阴道的开口外阴紧邻尿道口,且离肛门处不远,所以时常容易感染
细菌,并且尿道感染易交叉阴道感染,所以女性保健必须要注意卫
生,每日用清水清洗外阴、肛门,只有保持清洁卫生,才能有利于女
性的生殖系统健康。

　　男性生殖系统分为内外两部
分结构,外部结构包括阴茎、阴囊、
睾丸,内部结构包括输精管、尿道、
前列腺和贮精囊。阴茎由根部、体
部和头部(龟头)组成。根部紧贴
腹壁,中段为阴茎体,末端为阴茎
头,呈锥状。尿道是排出尿液和精
液的通道,开口在阴茎头的前端。
阴茎头的底部称为冠状沟。未行

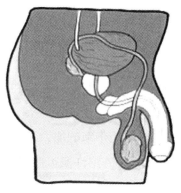

图8-3　男性生殖系统结构图

包皮环切术的男性,其包皮从阴茎冠状沟延伸覆盖整个阴茎头。阴

囊是一个薄薄的皮肤囊,它包围着睾丸并保护它。阴囊具有调节睾丸温度的作用,因为睾丸要保持比体温稍低的温度,精子才能正常发育。阴囊壁上的提睾肌松弛时,睾丸离身体较远,而使温度降低;提睾肌收缩,睾丸则靠近身体,使温度升高,同时也得到保护。睾丸位于阴囊内,呈卵圆形,如大橄榄大小。通常左侧睾丸比右侧略低。睾丸有两个功能:产生精子和合成睾丸素(最主要的男性激素)。睾丸产生携带男子基因的精子并贮存在贮精囊内。在性交时,精子随着精液通过输精管和勃起的阴茎射出。附睾位于睾丸上方,是由约6米长的细管盘绕而成。它从睾丸收集精子,并为精子成熟提供了一个合适的场所和环境。输精管是从附睾输送精子的索状管道。一侧的输精管从同侧睾丸出发,上行到前列腺后方进入尿道形成射精管。其他结构,如血管、神经也与输精管一起形成索状结构,称为精索。前列腺在盆腔内,位于膀胱下方,包围后尿道。通常前列腺如核桃大小,随年龄增大而长大。前列腺和位于它上面的贮精囊产生滋养精子的液体,精液中大部分是这种液体。精液中还有来自输精管和阴茎头分泌腺的其他液体。这种含有精子的分泌物,在射精时被排出体外。男性生殖系统和泌尿系统是共同开口于体外,容易发生交叉感染,所以男性的个人清洁卫生也必须得到高度重视。

(7)血液系统。

我们的血管里面流动着血液,血液由血细胞和血浆组成。血细胞包括:红细胞、中性粒细胞、嗜酸性粒细胞、嗜碱性粒细胞、淋巴细胞、血小板等。红细胞内富含血红蛋白,血红蛋白能与氧结合,使红细胞具有携带氧的能力;中性粒细胞是人体的抗菌卫士,它能吞噬细菌,并且分泌许多炎症因子杀死细菌;嗜酸性粒细胞在过敏反应及对抗寄生虫方面发挥着重要作用;嗜碱性粒细胞内含组胺、过敏性慢反应物质,也在过敏反应中发挥着重要作用;淋巴细胞是人体的免疫卫士,能介导多种免疫反应;血小板能促进血液凝固,血小板减少会引起血液凝固时间延长,甚至引发自发性出血,而血小板过多又容易使血液内栓子形成,所以冠心病病人需要进行抗血小板治疗,服用阿司匹林、氯吡格雷等药物。血浆内含有许多营养物质,能为各细胞、组织提供生命能源,同时带走代谢物;血浆内还含有细胞、组织分泌的炎症因子、免疫因子,以杀死细菌、寄生虫。

(8)神经系统。

人体神经系统的总司令是我们的大脑。大脑是高度发达的神经器官,能产生自我意识,是听说读写的最高中枢。而人体神经的感受器遍布于全身各部位,例如,我们的皮肤上布满神经末梢,使我们的皮肤有触觉,并能感受冷、热、痛等各种感觉;我们的每块肌肉都有神经与大脑运动中枢相连,所以大脑可以支配我们的运动,当我们需要做什么动作时,大脑便把指令通过神经通路传达到与每块肌肉相连的末梢神经上,指挥其工作;我们的每一个器官,如胃、心脏、胰腺等,都有神经与大脑相连,大脑可调节其正常工作。大脑与神经末梢犹如两极,大脑就像大树的树干,神经末梢就像各个叶片末梢,而脊髓就像大树的枝干。脊髓位于脊柱内,上接大脑中枢,向下通过各个神经分支与全身相连。

## 2.基础保健路先行

保健知识是医学知识与生活常识的结合,要面面俱到难免会连篇累牍而又艰涩难懂,总的来说我们可以从衣、食、住、行这几个方面来着手进行基本的日常保健。

(1)衣。

穿衣,保暖是核心,特别是老人和孩子。老人和孩子的免疫力较差,穿得太少会给细菌入侵身体的机会,引起上呼吸道感染等疾病。再加上现代生活方式的改变,夏天人们过于依赖空调降温,过分贪凉,反而不注意保暖。注意保暖一方面是预防呼吸道感染,另一方面是为了保护我们身体的各个大关节,特别是肘关节、膝关节、颈椎和腰椎。因为寒冷是引起关节、肌肉疾病的主要原因之一,保暖可以预防关节炎、颈椎病、腰椎病等多种关节疾病。

穿衣一方面是为了保暖,但在物质文明和精神文明高度发展的现代社会,穿衣也为了美观,彰显个性。站在保健的角度上,还是建议大家在衣着美观的同时,注意其合身度和舒适度。特别是贴身衣服,最好穿棉质等透气、吸汗材质制作的衣服,而少穿化纤材质的。

(2)食。

"人吃五谷生百病",可见饮食对健康的重要性。我国有着悠久的饮食文化,逐渐形成了谷类、蔬菜、肉类相结合的饮食结构。而且我国幅员辽阔,食物多种多样,很多地域都形成了自己独特的饮食习惯。但是总的来说,饮食一定要注重多样性,不可偏食某几种食物,应该从不同食物中摄取多种维生素、无机盐。平日的食物搭配以五谷为基础,五谷以粗加工粮为佳,精制粮加工后过多地去除了谷类中的营养物质,是一种极大的浪费。在食用谷类的基础上搭配各种富含膳食纤维的蔬菜,以预防便秘,加强肠道蠕动功能。同时需要食用肉类来补充优质蛋白。虽然现在生活水平提高了,但我们的饮食不应以摄入肉类为主,而应该与蔬菜等其他食物搭配食用;血脂高的人群最好不要吃肥肉,可食用瘦肉、鱼肉、不含鸡皮的鸡肉等,这样在补充蛋白质的同时,又可避免摄入过多脂肪。

在科技发达的今日,我们不再局限于季节的轮替进行春耕秋收,也无须向上天祭祀祈求五谷丰登。能够借助发达的科技手段种植反季节蔬菜,也可以使粮食、蔬菜成倍地增产,更可以借助简单原材料仿制昂贵的美味。但是,科学是把双刃剑,我们在享受它带来更丰富的物质的同时,许多无良商贩也在用它追求着利益的最大化,这几年市场上出现的毒馒头、毒豆芽就是很好的例子。所以大家在了解保健知识的同时,要多多关注食品安全,保证吃得健康。

（3）住。

我们应该保持住宅的整洁明亮、通风干燥，才能营造一个健康舒适的居住环境。这里所说的居住环境健康，并不是说要住多么好的房子我们才能获得健康，而是不管具体居住环

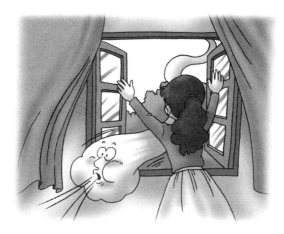

图8-4　室内保持通风

境怎么样，我们首先都应该保持其整洁。整洁明亮的房间首先让人心情随之变得敞亮，在这样的房间里，生活也变得井然有序。我们还要保持房间的通风干燥，潮湿的环境会滋生霉菌，人体吸入带菌的空气会引起各种疾病，特别是一些哮喘病人，吸入带霉菌的空气会诱发哮喘加重。室内保持空气流通，随时有新鲜空气进入，并且向外排出呼出的废气，可预防流感等众多上呼吸道疾病。

不得不说的是，现代装修给我们的身体健康带来了不少健康隐患。不论建材厂商宣传得多么环保，装修材料多多少少都会释放有害气体。所以我们应该尽量选择环保等级高的装修材料，并且新房装修后应留出3个月到半年时间充分通风后再入住。

（4）行。

现代交通发达，为我们的生活带来了很多便利。我们出行可以借助许多交通工具，特别是汽车的普及，更是让我们可以随时随地想去哪儿就去哪儿。但这也带来了一些负面影响，交通便利了，人们的活动量也减少了，血脂、体重就往上升了。这样可能会诱发高脂血症、脂肪肝等疾病，严重时可诱发2型糖尿病、高血压等多种所

谓的"富贵病"。所以建议上下班时，只要时间允许、不耽误本职工作，尽量放弃开车，选择步行或公交车、地铁、轻轨等公共交通。有条件者还可骑自行车出行，这也是很好的有氧运动。

# （二）

# 特殊人群家庭保健

## 1.新生儿到青少年的保健

儿童、青少年因解剖生理、体格、神经及心理发育有不同特点，保健措施、工作重点有所不同，区别对待才能有效降低相应人群疾病发病率、死亡率，促进其健康成长。不同的时期，不同的呵护，目标始终是孩子健康成长。

（1）胎儿期保健。

胎儿期保健，我国古代称为"养胎护胎""胎养胎教"，历来都认为这是儿童保健的第一步。先天之本，是一生的根基。胎儿保健，对于后天体质强弱、智力高低、疾病预后有着深远的影响。胎儿期，母体与胎儿息息相关，正如《格致余论·慈幼论》所讲："儿之在胎，与母同体，得热则俱热，得

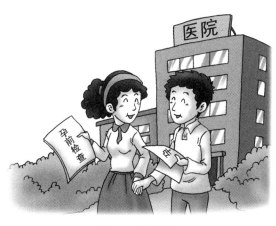

图8-5　孕前检查

寒则俱寒，病则俱病，安则俱安。"所以胎儿期保健，必须依靠胎前及妊娠期孕妇的保健来实现。

首先，胎儿保健从择偶婚配开始，父母双方在婚前进行遗传咨询，禁止近亲结婚。对于有确诊或疑似遗传性疾病患者的家庭，或连续发生不明原因疾病患者的家庭，或有与遗传有关先天畸形、智能低下患者的家庭，是遗传咨询的重点。

接着，备孕妇女就要让自己有个健康的身体，才能孕育健康宝宝。一般母亲妊娠（中、晚期）接种部分疫苗是比较安全的，如白喉疫苗、破伤风类毒素疫苗、流感疫苗、乙肝疫苗；水痘疫苗可能对胎儿有潜在的影响，麻腮风三联疫苗对胎儿也有潜在的影响，不可接种。如果孕妇有感染甲型肝炎的危险，应注射免疫球蛋白。育龄妇女应在接种麻腮风三联疫苗后1个月（最好3个月）以上受孕。做常规妇科检查或日常活动避免接触放射线，避免接触有害物质，如烟、酒、毒品、重金属（苯、汞、铅）以及有机磷农药等化学毒物等。

最后，孕妇还要常常调节情绪，才能安养胎儿。古代周文王之母太任怀孕时恪守胎教，坐立寝食俱有规矩，观礼听乐，精神内守而又心情愉快，使周文王出生后聪明贤能、健康长寿。历代医家总结胎教经验后提出，妇女妊娠期要保持情绪安定，心态平和，可以聆听优雅的音乐，进行健康的娱乐活动，这样不仅可以陶冶孕妇的情操，更有利于胎儿的孕育成长。现代研究表明，胎儿具有听觉、感知和反应的能力，胎儿可以对音乐产生反应。现代已经推广音乐胎教的实际应用。

（2）新生儿期保健。

自出生后脐带结扎时起至生后28天，称新生儿期。这一时期小儿脱离母体开始独立生活，内外环境发生巨大变化，但其生理调节能力和适应能力发育不成熟，易发生体温不升、体重下降及各种疾病，如产伤、窒息、溶血、感染、先天畸形等，不仅疾病发病率高，死亡率也高。在发达国家,新生儿期死亡约占婴儿死亡的2/3,尤以出生第一周为高。根据这些特点,新生儿期保健特别强调护理,如保温、喂养、清洁卫生、消毒隔离等。

新生儿回到家中,要给予合适的环境,让他慢慢适应母体外的生活环境。首先,要注重保暖。新生儿居室的温度与湿度应随气候温度变化调节。有条件的家庭在冬季应使室内温度保持在20～22 ℃,湿度以55 %为宜;夏季室内温度低于室外10 ℃左右。其次,应使新生儿尽早吮吸母乳,指导母亲正确哺乳方法。母亲母乳确实不足或无法进行母乳喂养时,应指导母亲选用配方奶粉喂养。根据季节和新生儿状况逐渐增加户外活动时间;纯母乳喂养的新生儿2周后补充维生素 D 400 IU/日;避免新生儿发生维生素 K 缺乏性出血性疾病。再者,皮肤护理。每日洗澡,特别注意保持脐带残端清洁和干燥;选择合适的衣服与纸尿裤;不需特别处理新生儿痤疮、马牙、上皮珠、乳房肿大、假月经、红斑、粟粒疹;不可挤乳头、擦口腔,以免发生新生儿乳腺炎和口腔黏膜感染,有问题及时看医生。还有,要促进新生儿感知觉、运动发育。注意按摩应在新生儿状况稳定后(生后1 周)进行;衣服应宽松,四肢活动自由,双手外露触摸物体;2～3 周后可每日俯卧1～2 次。最后,预防感染。新生儿居室应保持空气新鲜;避免交叉感染;新生儿的用具每日煮沸消毒;母亲乙肝表面抗原(HBsAg) 阳性、乙肝 e 抗原(HBeAg) 阳性的婴儿,生后12 小时注射乙肝免疫球蛋白,与乙肝疫苗联合应用阻断乙肝病毒母婴传播;母亲"大三阳"的婴儿应得到免疫保护,且不宜喂养母乳。

国家公共卫生政策要求:由社区妇幼保健人员于新生儿出生后28天内家访3～4 次。家访的目的是早发现问题(如病理性黄疸、感染、神经系统损伤、先天畸形、腹部肿块等),及时指导处理,降低和减轻新生儿发病。

（3）婴儿期保健。

婴儿生长发育特别快，脾胃功能发育却还不成熟，因此合理喂养特别重要。婴儿期保健，要做好喂养、护理和预防接种等工作。

生后6个月之内以母乳为主要食品者，称为母乳喂养。母乳喂养最适合婴儿需要，应大力提倡母乳喂养，宣传母乳喂养的优点。母乳营养丰富，最适合婴儿的生理需要；母乳易被婴儿消化吸收；母乳含优质蛋白质、必需氨基酸及乳糖较多，有利于婴儿脑的发育；母乳具有增进婴儿免疫力的作用；母乳喂养最简便而又经济；母乳喂养利于增进母子感情，又便于母亲观察婴儿变化，随时照料护理；产后哺乳可刺激子宫收缩，使母亲早日恢复，推迟月经，不易怀孕；哺乳的女性发生乳腺癌、卵巢癌等的概率更低。

定期对婴儿进行健康检查。一般不满6个月的婴儿每1～2月检查1次；大于6个月的婴儿每2～3月1次。教会父母使用生长曲线，主动配合医生，监测婴儿体格生长，避免营养不良、肥胖。坚持让婴儿每日户外活动一定时间，进行空气浴和被动体操等，增强体质，预防佝偻病的发生。

除了要格外呵护婴儿的身体发育外，对婴儿的大脑发育也不能忽视。日常生活中要不断促进婴儿情感、感知觉、语言、运动发育。及时满足婴儿需要，增加婴儿的安全感和对成人的信赖。可以按月龄帮助婴儿科学地进行适当训练，如满2月龄后经常帮助婴儿练习俯卧抬头。可帮助婴儿在能力范围内尽早学会爬行，有利于婴儿四肢协调，肌肉、胸部及臂力发育，婴儿接触周围事物的范围也会扩大。

这个时期婴儿也开始长牙齿。平时注意婴儿用奶瓶的正确姿势，哺乳时避免将乳头抵压婴儿上颌，影响颌骨发育；乳牙萌出后经常含奶嘴入睡会影响乳牙发育，可能会发生"奶瓶龋齿"。乳牙萌出后，开始给婴儿用指套牙刷或小牙刷刷牙，每晚睡前1次。8月龄后,应逐渐增加食物的质地与长度,有利于婴儿咀嚼与乳牙萌出。乳牙萌出时,婴儿会有低热、烦闹、流涎的表现。

预防感染与疾病筛查同样是婴儿期必须的保健措施。按计划免疫程序完成卡介苗、脊灰灭活疫苗+脊灰减毒活疫苗、百白破疫苗、麻腮风疫苗、乙肝疫苗等7种疫苗接种;每日洗澡,勤换衣裤;用尿布或纸尿裤时保持会阴皮肤清洁,避免泌尿系统感染。

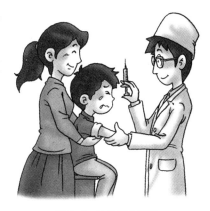

图8-6　幼儿接种疫苗

(4)幼儿期保健。

进入幼儿期,儿童心理,尤其是自我意识的发展十分快速,对周围环境产生好奇心,喜欢模仿,活动能力增强,但易被成人过分呵护而抑制其独立能力的发展。幼儿期个性的发展是学龄期儿童自信、勤奋或依赖、退缩等心理的基础。

幼儿已经开始咿呀学语,因此促进幼儿语言发育与大脑发展尤其重要。通过游戏、讲故事、唱歌等引导幼儿学习语言;选择促进动作协调发育的玩具(球、拖拉车)和发展幼儿想象、思维能力的玩具(娃娃、听诊器)。幼儿每日看电视的时间宜不超过20分钟。如发现可能存在语言发育迟缓,应到医院诊断。

培养幼儿自我生活能力。训练幼儿自主排便。培养幼儿独立生活的能力和养成良好的生活习惯,为适应幼儿园生活做准备。幼儿注意力持续时间短,安排学习活动时间不宜过长。

幼儿期要预防疾病、事故的发生。3岁以下幼儿尽量不食瓜子、花生等食物,防止异物吸入引起窒息;不宜让幼儿独自外出或留在家中,以免发生事故;监护人应注意避免幼儿活动的环境与设施中可能致其烫伤、跌伤、溺水、触电的危险因素。幼儿1.5～2岁时,进行百白破疫苗、麻腮风疫苗、乙脑疫苗强化接种,并需接种甲肝疫苗;根据传染病流行病学、卫生资源、经济水平、家长的自我保健需求接种流脑、水痘、肺炎、B型流感等疫苗。

合理营养必不可少。幼儿身体智力发育很快,要及时供给充足营养。供给丰富、均衡的营养素,食物种类、质地接近成人,每日5~6餐适合幼儿生长需要和消化道功能水平,其中乳类供能仍不应低于总供能的1/3(约30 kcal/kg)。鼓励自己进食,不应强迫进食,避免幼儿摄入过多液体或零食而影响进食。注意补充维生素D,坚持每日户外活动,进行空气浴、日光浴。

幼儿的牙齿渐渐增多,要重视口腔保健。家长用指套牙刷或小牙刷帮助幼儿刷牙,预防龋齿;1岁后建议断离奶瓶,预防错颌畸形和"奶瓶龋齿"。逐渐增加食物的质地与长度,有利于幼儿咀嚼、吞咽能力与乳牙发育。

(5)学龄前期保健。

儿童出生后经过3年的发育,进入学龄前期,这是人一生中很重要的时期,人的许多基本能力在这个年龄阶段形成,如口头语言、基本动作以及某些生活习惯等,性意识也在该期初步形成,所以,不能忽视这一时期的教育及心理护理。良好学习习惯的培养会直接影响学龄期儿童的在校学习状况。

在这个阶段要加强入学前教育。包括培养学习习惯,注意发展儿童想象与思维能力,使之具有良好的心理素质。通过游戏、体育活动增强儿童体质,让儿童在游戏中学习遵守规则和与人交往。活动安排动静结合,在游戏中学习可增加儿童学习的兴趣,时间以20~25分钟为宜。

保证充足营养。膳食结构接近成人,与成人共进主餐,每日4~5餐(3餐主食,1~2餐点心);每日摄入的优质蛋白质占总摄入蛋白的1/2,其中乳类供能占总供能的1/3(约25 kcal/kg)。

预防感染与事故。在幼儿园等集体场所,要特别注意预防传染性疾病,如肝炎、麻疹、痢疾等;预防儿童外伤、溺水、误服药物、食物中毒、触电等事故。合理安排学龄前儿童生活。保证儿童身体健康,培养儿童集体主义精神、控制情绪和遵守规则的能力。

做好体格检查。每年1~2次体检,记录结果,了解生长速度,若身高增长低于5厘米/年,可能为生长速度下降,建议到医院检查咨询。教育儿童正确坐、走姿势,预防脊柱畸形。每年接受一次视力筛查和眼的全面检查;培养良好的用眼习惯;创造较好的采光条件;积极矫正屈光不正;防治各种流行性眼病。3岁儿童应学会自己刷牙,培养每天早晚刷牙的习惯,每次2~3分钟,预防龋齿;帮助儿童纠正不良口腔习惯,包括吸吮手指、咬唇或物,预防错颌畸形。每半年或一年检查一次口腔。

(6)学龄期保健。

学习的成功或失败,成人的表扬与批评,成为儿童自信、勤奋或自卑、懒惰的重要影响因素。此期不同的教育与教养环境将培养出不同性格的儿童。为孩子提供适宜的学习条件,培养其良好的学习兴趣、习惯;正面积极教育为主,加强素质教育;开展体育锻炼,不仅可增强体质,同时也可培养儿童的毅力和奋斗精神。

平衡膳食。课间加餐,有益儿童学习注意力的集中。加强营养,每日摄入的优质蛋白质占总蛋白的1/2,满足第二个生长高峰的需要;多食富含钙的食物,如牛奶(500 mL/天)、豆制品;加强运动,使骨量发育达最佳状态,减少成年后骨质疏松、骨折的发生。预防缺铁性贫血、营养不足等疾病;当体质指数接近或超过超重或肥胖标准时,应调整食谱,改善进食行为,加强体格锻炼,避免肥胖症。

注意孩子的身心发育是否健康。每年体格检查一次,监测生长发育,及时发现体格生长偏离及异常,并及早干预。保证充足睡眠。每年做一次眼、口腔检查,预防屈光不正、龋齿的发生。开始对孩子进行法治教育,增加儿童的法律知识,认识家庭与自己遵纪守法的重要性。还要恰当地进行性知识教育,按不同年龄进行教育,包括对自身的保护,正确认识性发育对青少年心理生理的影响,学习有关性病、艾滋病危险因素的科普知识。学习交通安全规则和事故的防范知识。

(7)青春期保健。

青春期是儿童到成人的过渡期。这一阶段体格发育出现第二个生长高峰,性功能发育,知识增加,而心理和社会适应能力发展相对滞后,容易产生复杂的青春期心理卫生问题,所以青少年常常产生感情困惑和心理冲突。

青春期应进行正确的性教育以使青少年对这一阶段自身的生理和心理有正确的认识,对培养青少年健康的性观念起着举足轻重的作用。同时,要注意培养青少年健康理念。比如要注意提高饮食质量,加强营养,特别应增加豆类食品和动物性食品,摄入足够的蛋白质;多吃绿叶蔬菜,以增加无机盐、维生素等,但不要暴饮暴食。女孩切勿因减肥过分节食,这样会影响正常发育,导致疾病。

吸烟和过量饮酒会对人体产生毒害作用,对青春期的少年危害更大,甚至造成终身疾病。女孩在十三四岁要来月经,月经期间,身体会有一系列的变化,抗病能力也会降低,因此,要注意全身的保健和局部的清洁。

### 2.孕妇保健

孕期根据母体和胎儿的变化又大致分为孕早期、孕中期以及孕晚期。如何轻松愉快、平安幸福地度过这一过程呢?孕期良好的保健对生产健康宝宝具有重要的意义,下面我们来了解一下怎样才能有好"孕"。

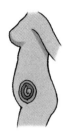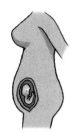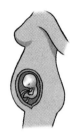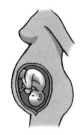

图8-7 胚胎形成

我们首先必须知道什么是孕期自然的母体变化,以不变应万变。

(1)孕早期。

孕早期是指怀孕期的前3个月(1~12周)。在此期间,胚胎生长发育速度缓慢,胎盘及母体的有关组织增长变化不明显。

①妊娠第1个月(末次月经第1天~第4周末)。

这里所说的妊娠第1个月是指从末次月经到下次推算的月经日。这时,大部分孕妇没有怀孕的自觉症状,但有的人会有类似感冒或烦躁不安的症状。

> **爱心小提示** 月经日期推迟2周以上时,应该接受医生的诊察。应该注意流产问题,到了预定月经日开始用体温计测量基础体温,在注意到早期妊娠开始时就可以制订自己的孕期计划,预防意外发生,平衡膳食,不随便用药。

②妊娠第2个月(怀孕第5周~第8周末)。

月经过期、身体发热、乏力、尿频、乳房发胀、乳头敏感、腰胀腰酸,基础体温持续在高水平,白带增多,孕妇开始出现早孕反应(疲劳、乏力、嗜睡、食欲减退、恶心、呕吐等)。

从月经推迟开始,妊娠反应早的人,胃部就会有不舒服的感觉,没有食欲,空腹时恶心等。乳房也敏感起来,稍稍有点刺激,乳头就硬起来,而且还可感到隐隐作痛。情绪也开始不稳定。

爱心小提示 此阶段应避免过激运动、过度劳累,保证充足的睡眠,预防流产。有出血或下腹疼痛立即找医生咨询。服用药物要慎重,不能照X光,禁欲。注意远离风疹和流行性感冒等传染源。请医生将每次诊察的内容,记入《围产期保健手册》。

③妊娠第3个月(怀孕第9周~第12周末)。

由于增大的子宫压迫膀胱,小便次数增多。直肠受子宫的压迫,常发生便秘或腹泻。腰部有胀痛感。乳房更加膨胀,乳头有色素沉着。精神不安定,白带增多,但妊娠反应大多稍有缓解,食欲也变好了,体重也开始增加。

爱心小提示 仅有排尿次数增加和残尿感,而无尿痛,化验检查尿蛋白阴性,又无细菌,则不用担心。为缓解大便干燥,除了定时解大便外,还可以多吃纤维素含量丰富的水果蔬菜等。在寒冬季节,避免用火炉和怀炉局部取暖,否则会导致局部充血,洗澡水不宜过热。可以到医院领取母子健康卡,避免剧烈运动,穿平底鞋,不要使用劣质、含铅的化妆品。

(2)孕中期。

孕中期是指怀孕的第13周至第28周,也就是怀孕的第4个月至第7个月。孕中期,为了适应胎儿生长发育的需要,母体各系统发生了巨大的变化。

①妊娠4个月(怀孕第13周~第16周末)。

食欲开始增加。由于子宫逐渐向腹部扩张,使膀胱所受的压力减少,孕妇的尿频症状也逐渐消失,但分泌物仍然不减。

爱心小提示 注意保持内裤清洁,处理好夫妻之间的性生活,不穿紧身内裤。

②妊娠5个月（怀孕第17周~第20周末）。

食欲大增，子宫已有成人头那么大，乳腺发育起来，乳房也大了，有些人会较早出现黄色乳汁，能感觉到胎动。

> **爱心小提示** 适当控制体重，增加一些安全性高的运动，如散步、做家务等。

③妊娠6个月（怀孕第21周~第24周末）。

这时候准妈妈的肚子已经很容易被看出来，准妈妈能感觉到胎儿在"不停地游动"。容易出现妊娠期高血压。

> **爱心小提示** 参加孕产妇学习班，每周测量一次体重，学会利用饮食和运动来控制体重。走路时格外小心，避免摔倒。

④妊娠7个月（怀孕第25周~第28周末）。

子宫的高度已经到肚脐上方了。一般孕妇走路的姿势都有向后弯曲的趋势，变大的子宫突出顶住胃部。肚子和乳房上会有深色的妊娠纹生成。有的人用手一挤胀大的乳房，能挤出乳汁了。胎儿在大量的羊水中，和子宫壁的接触减少，胎动减弱。

> **爱心小提示** 注意预防静脉曲张，避免长时间站立，睡觉时在脚底下放一些软的东西，能改善血液循环。避免剧烈运动和过度劳累，积极参加孕产妇学习班活动。

（3）孕晚期。

孕晚期，即怀孕的第29周至第40周，也就是怀孕期的最后3个月。还有3个月宝宝就要出来报到了，你做好准备了吗？现在的你，已是路人关注的待产孕妇了。

①妊娠第8个月(怀孕第29周~第32周末)。

胎动的次数越来越多,有时会有肚子被踢的感觉。子宫对胃的压迫让孕妇很不舒服,喘气都困难。小便次数增多,后背和腰部有些疼痛,有些人会出现妊娠期高血压症。

爱心小提示　　准备好住院的东西,方便随时携带。每两周检查一次身体,有问题及时向医生请教。

②妊娠第9个月(怀孕第33周~第36周末)。

越来越大的子宫挤压胃和心脏,呼吸较深,有可能伴有厉害的"烧心感"。小便次数增多,还可能会出现尿失禁的现象。身体易疲劳。

爱心小提示　　练习呼吸法和缓解阵痛的姿势,准备好婴儿用品,预防妊娠期高血压症和控制体重。

③妊娠第10个月(怀孕第37周~第40周末)。

小便次数越来越多,笑的时候或打喷嚏的时候可能会出现尿失禁。胎动的次数少了,子宫出现收缩,产道伸长变软,白带增多。

爱心小提示　　保持身体清洁,注意饮食和运动,选择好要分娩的医院,外出时带好母子病历卡。

(4)孕期饮食和营养搭配。

①孕早期的饮食和营养。

孕早期的膳食以简单、清淡、易消化吸收为原则。

为适应孕妇的口味,增强其食欲,烹调时可适当提高食物的色、香、味,少用油和刺激性强的调味料。另外,对于孕期的营养均衡,我们有如下建议:

A.多食富含蛋白质的食品。

孕早期虽然胚胎生长……储存需求。妊娠一个月时,胚胎每日储……基酸合成所需的酶类,不能合成自……以孕早期孕妇必须通过食物摄……虾等,还有豆制……

B.多食牛奶及……

牛奶不但含有丰富的蛋白质,还含有多种人体必需氨基酸,钙、磷等多种微量元素,维生素A和维生素D等。如不喜欢喝牛奶,可用酸奶或豆浆代替。

C.多食谷类食品。

谷类食品每日不可少于150 g,而且品种要多样,粗细粮搭配,尽量食用中等加工程度的米面,以利于获得全面营养。

D.多食蔬菜和水果。

应多食用绿叶蔬菜或其他有色蔬菜,孕妇膳食中绿叶蔬菜应占2/3。蔬菜和水果要选用新鲜的,以保证维生素C的供给。

E.多食海产品。

为保证碘和锌的摄入,孕妇每周应至少吃一次海产品,如虾、海带、紫菜等。

F.孕妇早期饮食注意事项:不宜食用油腻、油炸、辛辣等不易消化和刺激性强的食物,以防止因消化不良或便秘而造成先兆流产;进食时,最好将固体食物与液体食物分开食用,正餐完毕后隔一段时间再喝水或汤;白天尽量不要空腹。空腹时心情往往不好,易恶心、呕吐,所以要常备些点心;呕吐易使体内液体流失而使孕妇感到疲倦,所以需要及时补充水分。呕吐严重的孕妇,要及时去医院就诊,通过输液补充营养。

②孕中期饮食。

孕中期,孕妇早孕反应逐渐减轻直至消失,食欲增加,胃口大开。胎儿生长发育也在加快,对各种营养物质的需求相应增加,因此,孕妇对各种营养物质的均衡摄入很重要。蛋白质、碳水化合物、脂肪是构成生命的三大要素,维生素、无机盐是生命活动不可缺少的物质,所有这些孕妇都应合理摄取。

A.注意蛋白质的质与量。

孕中期是母体和胎儿组织快速增长的时期,尤其是胎儿脑部细胞分化发育正处在第一个高峰。为此,孕中期每日应增加蛋白质摄入量15 g。孕中期体力劳动不多的孕妇每日摄入蛋白质总量应为80 g。其中动物类和豆制食品等提供的优质蛋白质应占膳食中总蛋白的1/3以上。

B.保证维生素的供给。

多食瘦肉、动物肝脏、豆腐等食物。同时应增加维生素C、维生素$B_1$、维生素$B_{12}$、维生素$B_2$和叶酸的摄入量。

C.供给适宜量的无机盐。

孕中期的孕妇常出现腿脚抽筋等症状,这通常是缺钙。钙、磷始终是胎儿骨骼生长发育必不可少的,为此孕中期孕妇应选择含钙高的食物,如鱼干、虾皮、奶及奶制品。维生素D可以促进钙的吸收和利用,孕妇在选择含钙食物的同时应注意补充适宜量的维生素D。每日户外晒太阳是补充维生素D最有效的方法。应多吃海带、紫菜等食物,补充碘。碘缺乏会影响胎儿的智力,孕期每日碘摄取的正常量为100~300 mg。

D.相应增加能量摄入。

此期孕妇的基础代谢加快,能量的摄入与消耗以保持平衡为宜,过多摄入能量并无益处,一般可根据体重的增长正常与否来判断能量是否过多。孕妇若每周增加体重少于0.4 kg时,能量摄入可略多些,超过0.55 kg时,要适当减少能量摄入。每日主食摄入量应达到400 g,并注意粗细粮与杂粮的搭配。

E.孕中期每日膳食推荐品种及量如表8-1。

表8-1　孕中期膳食推荐

| 粮食 | 动物类食物 | 蛋类 | 烹调用油 | 牛奶及豆浆 | 鲜豆或豆制品 | 蔬菜 | 水果 |
|---|---|---|---|---|---|---|---|
| 大米、面粉、小米、玉米面、杂粮等不少于400 g | 禽(鸡、鸭、鹅)畜、鱼、虾等150~200 g | 鸡蛋、鸭蛋、鹅蛋、鹌鹑蛋等50~100 g | 大豆油、花生油、香油20~30 g | 250 mL | 50 g | 500 g | 200 g(以时令新鲜水果为宜) |

③孕晚期饮食和营养。

A.摄入充足的维生素。

孕晚期需要充足的水溶性维生素,尤其是维生素$B_1$,如果缺乏则容易引起呕吐、倦怠等症状,并导致分娩时子宫收缩乏力,延缓产程,所以孕妇要多吃富含维生素$B_1$的粗粮。

B.增加蛋白质的摄入。

孕晚期是蛋白质在孕妇体内储存相对较多的时期,其中胎儿约存留170 g,母体存留约为375 g,这要求孕晚期膳食蛋白质供给比未孕时每日增加25 g,应多摄入动物性食物和大豆类食物。

C.供给充足的必需脂肪酸。

孕晚期是胎儿大脑细胞发育的高峰期,需要补充充足的必需脂肪酸,以满足胎儿大脑发育所需。孕妇可多吃海鱼等。

D.增加钙和铁的摄入。

胎儿体内的钙一半以上是在孕晚期贮存的,孕妇应每日摄入1500 mg的钙,同时补充适量的维生素D。胎儿的肝脏在孕晚期以每天5 mg的速度贮存铁,直至出生时达到300~400 mg,孕妇每天应摄入铁28 mg,可多吃动物肝脏等。

E.膳食总能量。

孕晚期孕妇的膳食总能量供给与孕中期相同,不需要补充过多,尤其在孕晚期最后1个月,要适当限制饱和脂肪酸和碳水化合物的摄入,以免胎儿过大,影响顺利分娩。

F.少食多餐。

孕晚期胎儿发育极快,每月增加体重为700~1000 g,因此妊娠8~9个月时孕妇食量最大,最好一日安排4~5餐,以免一餐吃得太饱导致胃部胀满、横膈上升,使心脏移位。

G.加餐。

孕晚期除正餐外,孕妇要加吃零食和夜餐,如牛奶、饼干、核桃仁、水果等,夜宵应选择容易消化的食物。

### 3.产妇保健

产后初期,常常是产后抑郁症高发期。新生命的降临、生活规律的紊乱、身体的不适应都会对产妇身心造成巨大压力。因此,产后保健对产妇的恢复尤为关键。

(1)产后保健第一步。

①等待身体康复,恢复正常生活。

出院后直到第2周都要尽量多卧床休息。婴儿也好,家里人也好,相互适应在一起生活,还需一段时间。妈妈的精神焦虑是共同生活的大敌,因此,对妈妈要多一些关爱,那样有了新生命的家庭才能和谐幸福。

②若需做家务建议在产后第3周以后。

妈妈产后暂时不要做重体力活,应避免做一些类似做饭、洗碗等长时间站立的工作。即使做也应在第3周以后,家里人尽量分担家务,此外请月嫂或钟点工也是一种好办法,当然也可以请亲朋好友帮助。如果想活动活动,温度适宜时,可在产后第3周在别人的帮助下做一些力所能及的轻松的家务。

③充分摄取营养、控制饮酒和吸烟。

产后为了身体恢复和哺乳的需要,每日3餐要均衡摄取营养。纯母乳喂养的妈妈产褥期一天需要约2500卡能量,比平日多30%以上。要多吃含有蛋白、脂肪、维生素的食品,铁的摄入也很重要。另外,为了促进乳汁分泌,要充分补充牛奶、汤(少油)、果汁等含水分多的食物。像豆腐、大豆制品、动物肝脏等也是促进乳汁分泌的好食品。酒精及香烟在哺乳期间应当控制。咖啡及红茶等带有刺激性的食物及辛辣食物也尽量少吃。

④度过出院后育儿疲劳的难关。

出院后,由于照料婴儿过度疲劳引起的烦恼是应认真对待的。第一次做母亲的人,初次照料婴儿会碰到很多问题。如"牛奶的量是否合适""宝宝老是夜哭是否病了"等。这时丈夫最重要的是给予关怀和帮助,如回家帮助照料婴儿等。

分娩结束后,妈妈发现自己的身材发生了很大的变化,可能会因此而苦恼等。但是妈妈要正确看待这些正常的生理变化,要有一个正常的心态,时刻保持自信,才能有一个健康的身心呵护新生儿。

(2)产妇应该注意个人卫生。

产妇的居室,要保持清洁安静、温暖舒适。产后多汗,毛孔张开,容易感冒,要注意避开风口。但若门窗紧闭,终日不通风,空气污浊,也易致病。在炎热的夏天,若紧裹棉被,就可能会中暑。在哺乳前、大小便后,一定要用肥皂清洁双手。解手后,使用干净手纸擦拭,要从前向后擦。外阴每天用温开水洗1~2次,洗时应避免污水流入阴道。产后6~8周之内或恶露未净,不要同房,并切忌洗盆浴。要注意乳房卫生,乳头有裂口,要停止喂养,并涂可以促进伤口愈合的药膏,防止乳腺炎。

不少人认为产妇刷牙会弄坏牙齿,其实不然。产妇不但要刷牙,而且要坚持早晚刷牙,饭后漱口,以保护牙齿。特别是患有牙龈炎的产妇更要坚持每日刷牙。

传统习惯主张产后3周不能洗头,1个月内不能洗澡,这是不卫生、不科学的。产褥期妇女的皮肤排泄功能旺盛,出汗较多,夏季分娩的产妇出汗量更多,如果不洗头、洗澡,对健康极为不利。洗头可促使头部皮肤表层的皮脂腺恢复正常,增进其生理机能,促进新陈代谢。夏季洗头还有消暑提神作用。洗澡可促进机体血液循环,有利于人体健康。注意洗头应避免长时间低头位的姿势,防止疲劳,同时必须做好保暖工作,不能受凉。

(3)产后补钙不容忽视。

产妇特别是哺乳产母,每天大约需摄取1200 mg钙,使分泌的每升乳汁中含有300 mg以上的钙。乳汁分泌量越大,钙的需要量就越大。

哺乳产妇在产后体内雌激素水平较低,泌乳素水平较高。因此,在月经未复潮前骨更新钙的能力较差,乳汁中的钙往往会消耗过多体钙。这时,如不补充足量的钙就会引起腰酸背痛、腿脚抽筋、牙齿松动、骨质疏松等"月子病";还会导致婴儿发生佝偻病,影响其牙齿萌出、体格生长和神经系统的发育。

补钙策略:

①据我国居民膳食指南推荐产后每天喝奶量应达到400~500 mL,以补充乳汁中所需的300 mg的优质钙。如果对乳糖不耐受,可适量饮用酸奶。

②每天的饮食要多选用豆类或豆制品,一般来讲摄取100 g左右豆制品,就可摄取到100 mg的钙。同时,多选用乳酪、海米、芝麻或芝麻酱、西兰花及羽衣甘蓝等,保证钙的摄取量。

③多去户外晒太阳,并做产后保健操,促进骨密度恢复,增加骨硬度。

## （三）

# 常用家庭按摩术

1.按摩的功效——舒活筋骨、抖擞精神、保健身体

按摩是一种古老的防病治病的方法,在《素问·血气形志篇》中记载:"形数惊恐,经络不通,病生于不仁,治之以按摩醪药。"说明按摩可以疏通经络气血,增强机体健康。医学界发展的按摩从理论上多与人体脏腑组织、经络腧穴等相联系,重视对肾俞、命门、夹脊、涌泉等穴按摩,具体分为治病按摩与保健按摩两类。

按摩能起到许多良好的作用。对病人来说,在医生的建议下,按摩既可使肿胀、疼痛等局部症状消退,又可加速恢复患部的功能,使全身状况得到改善,从而收到良好的治疗效果;对健康的人来说,科学的保健按摩则能增强机体的自然抗病能力,取得良好的保健效果。

（1）按摩有平衡阴阳、调整脏腑气血功能的作用。

按摩对内脏功能有一定的调节平衡作用。如肠蠕动亢进者,在腹部和背部进行适当的按摩,可使亢进受到抑制而恢复正常。反之,肠蠕动功能减退者,按摩则可促进其蠕动恢复正常。这种双向调节功能说明按摩可以改善和调整脏腑功能,使脏腑阴阳得到平衡。按摩调节的功效是通过经络、气血而起作用的。

按摩通过不同的手法刺激特殊部位和穴位,在局部疏通经络、行气血、濡筋骨。按摩的刺激通过气血、经络影响到内脏及其他部位,以达到调整阴阳、脏腑和气血的作用。

(2)按摩有舒经通络、活血祛瘀的作用。

中医学认为,当人体遭受损伤后,气血瘀或瘀滞,经络不通,不通则痛。治疗的关键在于"通","通则不痛"。按摩通过一定的手法,作用于损伤部位或附近,使局部经络气血疏通,筋肉肌肤得以濡养。按摩还可选取远端穴位按压,通过经络的联系,疏通经络气血,治疗局部的瘀滞。如腰扭伤,可在扭伤的局部施以轻柔的按摩,并且选取远端的委中、人中穴按压,以疏通局部经络气血,使气血通畅。

(3)按摩对肌肉、关节的作用。

局部的肌肉硬化常会引起肌肉僵硬,继而产生肌肉无力、麻痹、疼痛等症状,从而影响机体的其他功能。如胸肌、腹肌僵硬会影响呼吸及消化功能,腰肌劳损会影响下肢关节活动等。按摩肌腱、韧带,使其得到适当的放松,会让关节活动更加自如。

(4)按摩对血液循环及淋巴系统的作用。

在按摩手法的刺激下,血液循环加速,周围血管适度扩张,有利于组织营养的输送及新陈代谢。周围血管的扩张也有利于心脏血液的输出,减轻其负荷,减少血管的阻力。按摩对血压的调整有良好的作用,适当对患者的颈部、腰部及足底部进行按摩,一定程度上能使高血压患者的血压下降。

淋巴液有丰富的抗体及淋巴细胞,能很好地吞噬细菌细胞,而淋巴液在淋巴管内循环,故按摩对淋巴液的循环同样可以起到促进作用。

(5)按摩对人体免疫功能的作用。

按摩可促进正常免疫细胞的生长、发育,提高其活性,同时可促进免疫细胞对细菌的过滤及吞噬作用。另外,按摩还可使人体的组胺、类组胺及乙酰胆碱分泌增多,这些物质有扩张血管、加快血流的作用。人体的血流量增加,同一段时间内携带氧气和血红蛋白的数量也相对增加,从而加速营养的补给。

(6)按摩有消除疲劳、恢复体力的作用。

在剧烈运动之后,身体的肌肉由于过度紧张而收缩,代谢产物——乳酸也会大量堆积,使人感觉全身疲劳、肌肉酸痛。这时,适当按摩可使部分乳酸氧化成二氧化碳和水或被还原成能量物质,从而使肌肉放松、肌张力降低,进而消除疲劳,使机体恢复正常。

(7)按摩对神经系统的作用。

适当按摩能对皮下神经起到良性刺激。适当按摩一些穴位,能使神经疼痛、神经感觉敏感或神经麻痹得到及时治疗,但因每个人病情的不同,疗效也不同。由于按摩对神经系统的兴奋和抑制有一定的影响,经常适当按摩能令人神经松弛,恢复到正常的平衡状态。

(8)按摩对呼吸系统的作用。

按摩直接或间接地作用于胸部肌肉,与肺活动亦有一定关联。如胸部肌肉僵硬时,会影响肺活动,故当患呼吸系统疾病时,如哮喘、气管炎,适当按摩胸部肌肉及背部肌肉的穴位,可减轻呼吸系统症状。

(9)按摩对皮肤的作用。

适当按摩能使体表的毛细血管扩张,令皮脂分泌更加畅通,有利于改善皮肤的呼吸及汗液的排出。同时还能刺激皮下毛细血管,促进血液循环,让皮肤得到充分的营养补给,使皮肤润滑、富有弹性,减缓松弛与皱纹,保持皮肤良好的状态。此外,有些内脏疾病也会反映在皮肤上,按摩皮肤可间接地使内脏功能得到改善。

（10）按摩对消化系统的作用。

消化系统受神经系统的支配，其支配神经主要为自主神经，即交感神经和副交感神经。正常情况下，交感神经和副交感神经是相互协调处于平衡状态的，如果支配消化系统的神经紊乱，人就会出现消化不良、腹部胀满、食欲不振、便秘及腹泻等症状。通过按摩手法刺激有关的经络穴位，可反射性地调节自主神经的功能，促使患者的胃肠蠕动，提高其肠胃的消化吸收能力，使其消化系统的功能恢复正常。

（11）按摩有纠正错位、松解粘连的作用。

适当按摩可以纠正关节的微小错位以及肌腱、韧带、神经的脱槽离位，并可使僵硬、挛缩、粘连的软组织松解，增强韧带、关节囊的弹性，促进关节滑液的分泌，从而解除对神经根的刺激和压迫，恢复关节的稳定性和灵活性，最后达到治疗损伤的目的。

### 2.常用按摩的种类与手法

（1）滚法。

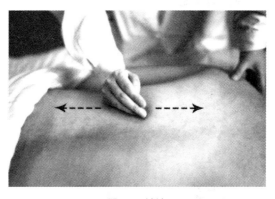

图8-8　滚法

滚法是以手掌背部近小指侧或小指、环指和中指的掌指关节部着力于人体表的一定部位或穴位上交替进行往返滚动的一种方法。动作要领：①所施压力宜均匀柔和；②操作要连续不断，不可忽快忽慢；③动作要协调、有节律，要有明显的滚动感；④着力部要紧贴皮肤，吸定于一定部位或穴位。

（2）揉法。

以手掌根或手掌面、大鱼际、小鱼际、手指罗纹面等部位着力，吸定于人体表的一定部位或穴位上，做轻柔、和缓的环旋揉动的手法称为揉法。揉法是按摩保健最常用的手法之一，动作要领包括：①所施的压力要轻柔；②为加强刺激，可与按法结合使用而成按揉复合手法；③动作要灵活而有节律性；④往返移动应在吸定的基础上进行；⑤揉动的频率每分钟100～150次。

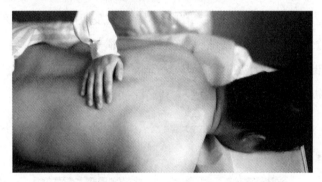

图8-9　揉法

（3）摩法。

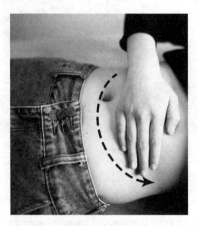

图8-10　摩法

用指或掌在体表上做环形或直线往返摩动的手法称为摩法。动作要领：①用力较轻，操作时指或掌在体表做回旋摩擦动作，不带动皮肤组织运动；②摩动的速度要均匀，不能忽快忽慢，压力要均匀，不能忽轻忽重；③沉肩，垂肘，肘关节屈曲约40°~60°，操作时腕部要放松；④频率每分钟80~120次为最好。

（4）推法。

以手指、手掌、拳面或肘部着力于一定部位或穴位上，做单方向的直线或弧形推动的手法称为推法。成人推法以单方向的直线推动为主，又称为平推法。动作要领：①着力部分要紧贴体表；②推进的速度宜缓慢均匀，压力宜平稳、适中；③要做单方向直线推动。

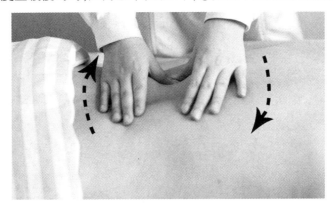

图8-11　推法

（5）搓法。

用双手掌面夹住肢体或以单手或双手掌面着力于肢体的一定部位，做交替搓动或往返搓动的手法称为搓法。动作要领：①操作时动作要协调、连贯；搓法动作中含有擦、揉、摩、推等多种动作，搓动时掌面在按摩部位体表有小幅度的位移，受术者有较强的疏松感；②搓动的速度应快，而上下移动的速度宜慢。

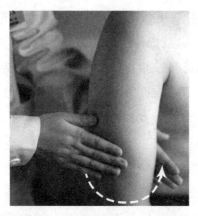

图8-12 搓法

（6）按法。

按法是以拇指螺纹面或手掌面按压体表的一定部位和穴位的一种手法。按法常与揉法结合应用，组成按揉复合手法。动作要领：①按压的用力方向多为垂直向下或与受力面相垂直；②用力要由轻到重，稳而持续，使刺激充分到达肌体组织的深部；③动作要缓慢，要有一定的节奏性。

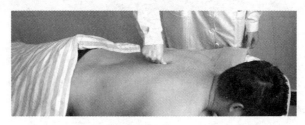

图8-13 按法

（7）拿法。

拿法是拇指和其余手指相对用力，提捏或揉捏肌肤的一种手法。拿法是按摩保健常用手法之一，多与揉法结合应用，形成拿揉复合手法。动作要领：①用拇指和其余手指面着力，有揉动之力；②拿法实则为一复合手法，不能用指端内扣，提动作中要含捏、提、揉3种手法；③腕部要放松，动作要灵活，有节奏感。

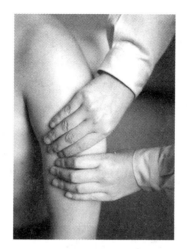

图8-14　拿法(1)

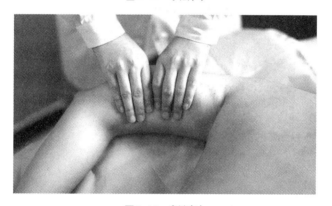

图8-15　拿法(2)

（8）拍法。

拍法是以虚掌拍打体表的一种手法。拍法可单手操作,也可以双手同时操作。动作要领:①拍击时动作要平稳,要使整个虚掌周边同时接触体表,声音清脆而无疼痛感;②手腕要放松,上下挥臂时,力量通过放松的腕关节传递到手掌,使刚劲化为柔和;③直接接触皮肤拍打时,以皮肤轻度充血发红为宜。

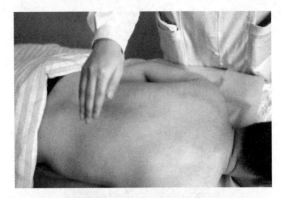

图8-16 拍法(1)

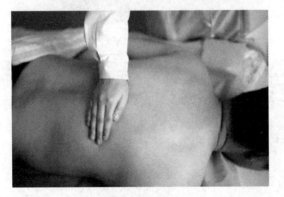

图8-17 拍法(2)

(9)击法。

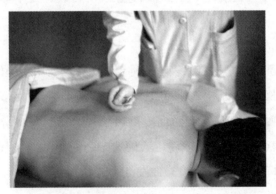

图8-18 击法(1)

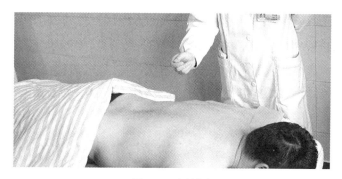

图8-19　击法(2)

　　击法是用拳背、掌根、掌侧小鱼际或指尖击打体表一定部位的一种手法。动作要领:①击打时用力要稳,要含力蓄劲,收发自如;②击打时要有反弹感,一触及受术部位后迅速弹起,不要停留;③击打动作要连续而有节奏,快慢要适中;④击打的力量要适中,应因人、因病而异。

　　(10)掐法。

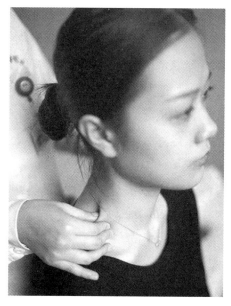

图8-20　掐法

掐法是用手指端或指甲以较重的力按压一定部位和穴位的手法。如掐人中穴。动作要领:①操作时,忌过急,掐的强度以有酸胀感为宜,以解除痛感;②作用力量不应过猛,掐后应轻揉,具有开窍镇惊、发汗退热、通络镇痛的作用。如因虚脱而昏厥的人掐其人中穴,便能解之。

### 3.常见疾病按摩方法

(1)头痛。

一般头胀痛的表现是以头部疼痛且有胀感为主要特征的不适症状,因原因不同可伴有头晕、紧张、沉重感;可表现为头筋突起,面红耳赤,口苦咽干,烦躁易怒,耳鸣耳聋,或精神紧张,身倦乏力,注意力分散等。有时头部可有跳痛,甚至休息后头胀痛仍不缓解,且时时发作。

①按摩方法:

A.按揉上星:上星穴位于头部发际正中直上1寸处。用手指指腹按揉上星穴2分钟,可以疏风清热、解痉止痛。

B.按揉印堂:印堂穴位于额头处两眉头连线的中点。用手指指腹端按揉额头上的印堂穴约3分钟,可祛风开窍、安神宁志。

C.揉搓太阳:太阳穴位于头部颞侧眉梢与眼睛外角之间向后约一横指的凹陷处,左右各一。用手指指腹端揉搓太阳穴约3分钟,可醒脑开窍、提神解乏。

D.掐压合谷:合谷穴位于第二掌骨中点外侧,即虎口处。用拇指指尖按于对侧合谷,其他四指放在掌心处,用力掐压约1分钟,可疏风解表、玄通气血、活络镇痛。

②注意事项:

A.手法宜轻柔缓和、力量适中、干净利落。

B.手掌不能紧贴面部及眼睛。

（2）耳鸣。

耳鸣是患者耳内或头内似有声音的主观感觉，有蝉声、流水声，但环境中并无相应的声源。轻者环境安静时能发觉，重者鸣声不绝于耳。

按摩方法：

A.点穴法：点按耳门、听宫、听会、翳风穴（耳垂后，乳突与下颌骨之间的凹陷处）各1分钟，以有酸胀感为宜。

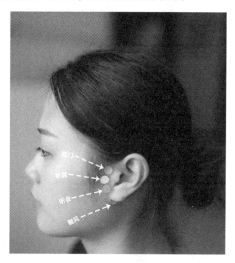

图 8-21　耳附近穴位

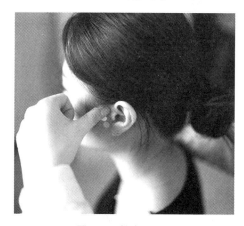

图 8-22　按摩耳门穴

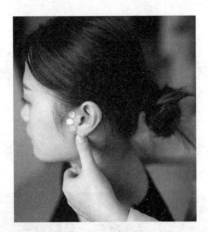

图8-23　按摩翳风穴

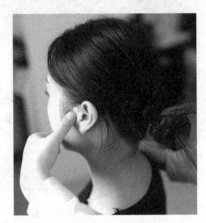

图8-24　按摩听宫穴

B.鸣天鼓：紧压耳背，使耳郭向前方盖住耳道，食指跷于中指上用力弹打耳后头部，然后双手手指前伸，使中指压住耳背，再用食指弹打2~3次。以听到明显的响声为宜，操作40次左右。

C.压放震耳：手掌压住耳郭，不折耳郭，时紧时松，以感觉到鼓膜振动为度，重复10次左右。

（3）失眠多梦。

按摩方法：

A.按三阴交穴：三阴交穴在小腿内侧内踝尖上3寸、胫骨内侧缘后方。取坐位,小腿放在对侧大腿上,用拇指顺时针方向按揉约2分钟,对失眠、食欲减退有较好疗效。

B.按安眠穴:安眠穴位于翳风穴与风池穴(胸锁乳突肌与斜方肌上端凹陷处)连线的中点上。按压时,首先放松全身,做3次深呼吸,然后保持均匀呼吸,用双手拇指按于两侧安眠穴,顺时针方向按揉约2分钟。有助于提高睡眠质量。

C.按四神聪穴:四神聪穴位于距头顶正中点前后左右各1寸处,共4个穴位。按压时用双手食指、中指同时点揉4个穴位2分钟,以出现局部酸胀感为佳。可治疗失眠、神经衰弱。

(4)感冒。

感冒又称伤风、冒风,从中医角度来讲,是风邪侵袭人体所致的常见外感疾病。感冒的发生主要是由于体虚,抗病能力弱,当气候急剧变化时,人体内外功能不能适应,邪气乘虚由皮毛、口鼻而入所致,引起一系列不适症状。

按摩方法:

A.揉搓迎香:迎香穴位于面部鼻翼外缘中点旁的鼻唇沟中。用双手食指指腹揉搓鼻旁迎香约3分钟,可疏风通窍、解痉止痛。

B.按揉肩井:肩井穴位于肩上陷内,颈椎与肩峰连线的中点处。按揉肩部的肩井约2分钟,每日两次,可疏风解表、舒筋通络。

C.按压中府:中府位于乳头外侧2寸往上3根肋骨的地方。用双手指腹按压胸部的中府约3分钟,可补气益肺、宣肺止咳。

(5)急性胃肠炎。

急性胃肠炎是夏秋季的常见病、多发病,由细菌、病毒、毒素、化学品作用于胃肠道而引起的急性弥漫性炎症。主要表现为恶心、呕吐、腹痛、腹泻、发热、食欲减退等,常在进食受细菌、病毒污染的食物后24小时内发病,起病急,症状轻重不一。

按摩手法：

A.按揉内关：内关穴位于腕部横纹上两横指处。用拇指指腹轻轻按揉手臂内侧的内关穴约1分钟，可宁心安神、理气止痛。

B.按揉手三里：手三里穴位于前臂手肘内侧弯曲处向前3横指，用手按酸胀之处。用拇指指腹按揉前臂的手三里约2分钟，可通经活络、清热明目、调理肠胃。

C.推拿关元：关元穴位于下腹部前正中线上、肚脐正下方3寸。用拇指指腹推拿腹部的关元穴2分钟，以有酸胀感为宜，可理气止泻、散寒除湿。

(6)消化不良。

消化不良是一组由胃动力不足引起的疾病，主要表现为上腹部饱胀、烧心、反酸、嗳气、隐痛等。

按摩手法：

A.按揉巨阙：巨阙穴位于上腹部正中线上、胸骨下缘约1寸处。用手指指腹按揉腹部的巨阙穴约2分钟，可宁心安神、理气消食。

B.推拿天枢：天枢穴位于中腹部肚脐向左右2寸处。用拇指指腹推拿腹部的天枢穴2分钟，以有酸胀感为宜，可行气解郁、和胃降逆。

C.按压天突：天突穴位于颈正中线上、两锁骨中间、胸骨上窝的中央。用手指指端按压颈部的天突穴，以有酸胀感为宜，可健脾助运、养阴清热。

(7)腹痛。

腹痛不仅是腹部内脏局部损伤的症状，也是全身疾病的表现之一。腹痛的病因极为复杂，包括炎症、肿瘤、出血、梗阻、穿孔、创伤及功能障碍等。

按摩手法：

A.按摩中脘：中脘穴位于上腹部前正中线上肚脐上4寸。取仰卧位，先用食指或中指点按中脘穴半分钟，然后顺时针按揉2分钟，以局部有酸胀感为佳，对腹痛、腹胀有一定疗效。

B.按揉气海：气海穴位于下腹部前正中线上肚脐下1.5寸。用中指指端放于气海穴，顺时针方向按揉2分钟至局部发热时效果最佳，对腹痛、腹胀、便秘有一定疗效。

（8）坐骨神经痛。

坐骨神经痛是由多种原因引起的坐骨神经损害所产生的，以沿坐骨神经走向及分布区域疼痛为特征的一组综合征。

按摩手法：

A.拍搓肌肉：经常拍打下肢和搓下肢至有透热感，以防肌肉萎缩。

B.点揉环跳：环跳穴位于髋部后外侧下1/3处，也就是日常"打屁股针"经常进针的位置。用手指指腹点揉患侧的环跳穴2~3分钟，可疏通经络、活血止痛。

C.推拿委中：委中穴位于膝关节背面关节窝正中。用手指指腹揉按膝关节窝里的委中穴2~3分钟，可舒筋活血、清热解毒。

（9）晕车。

晕车主要是指坐车、乘船或飞机时，由不规则的颠簸引起的包括头晕、恶心、呕吐、昏倒等的症状群。

按摩手法：

A.按揉内关：内关穴见前所述。内关穴为五总穴之一。适当按揉内关穴能疏调三焦气机、理气宽中、降逆止呕、活血除烦等。

B.按压外关：外关穴在腕背横纹上2寸，桡骨与尺骨之间。用拇指指腹按压手腕上外关穴2分钟，能清热息风、通经止痛等。

C.拿揉风池：风池穴在项后，胸锁乳突肌与斜方肌上端之间的凹陷中,是风邪易侵之处。用手指指端拿揉此穴3分钟,能祛风解表、爽脑明目。

D.按揉足三里:足三里穴在外膝眼下3寸,胫骨旁开一横指处。适当按揉足三里穴能疏通足阳明胃经的经气、健脾和胃、回阳固脱,治胃肠等消化系统疾患、微循环障碍和手脚冰凉等。

## 健康回眸

1.人体主要由运动系统、心血管系统、呼吸系统、消化系统、泌尿系统、生殖系统、血液系统、神经系统等组成。

2.新生儿期是指自出生后脐带结扎时起至生后28天。

3.孕早期是指怀孕期的第1周至第12周,也就是怀孕的前3个月;孕中期是指怀孕的第13周至第28周,也就是怀孕的第4个月至第7个月;孕晚期即怀孕的第29周至第40周,也就是怀孕期的最后3个月。

4.常用的按摩手法包括揉法、搓法、摩法、推法、搓法、按法、拿法、拍法、击法、掐法。

# 九

## 科学就医早知道

分级诊疗，科学就医。

——2014年度科学就医主题宣传教育活动科学就医宣

传活动口号

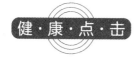

## 重视科学就医,切实维护自身及他人健康!

由国家卫生和计划生育委员会、国家中医药管理局、中国科学技术协会发出的《关于开展健康中国行——2014年度科学就医主题宣传教育活动的通知》中指出:群众就医知识匮乏、能力不足且存在较多误区,是导致医疗负担过重、医患矛盾突出等诸多问题的重要因素之一,应普及科学就医知识,引导公众科学就医,落实全民科学素质行动计划纲要,增强城乡居民科学就医意识和能力,培养科学就医行为,引导公众合理地利用医疗卫生资源,落实分级诊疗制度,形成尊重科学、尊重医学和医务人员的社会风尚,建立和谐的医患关系,是推进深化医药卫生体制改革的重要内容,也是维护人民群众健康、构建和谐社会的重要举措。

2019年7月,国家卫生健康委员会负责制定的《健康中国行动(2019—2030年)》中明确提出:以"大卫生、大健康"为理念,坚持预防为主、防治结合的原则,以基层为重点,以改革创新为动力,中西医并重,把健康融入所有政策,针对重大疾病和一些突出问题,聚焦重点人群,实施15个重大专项行动(包括:健康知识普及、控烟、心理健康促进、心脑血管疾病防治、癌症防治等),政府、社会、个人协同推进,建立健全健康教育体系,促进以治病为中心向以健康为中心转变,提高人民健康水平。

# 科学就医核心信息及释义

## 1.倡导科学就医

科学就医是指合理利用医疗卫生资源，选择适宜、适度的医疗卫生服务，有效防治疾病、维护健康。

（1）科学就医的基本要求。

①树立预防为主的健康观念。

②合理利用医疗卫生资源（公共卫生服务、诊疗服务、疾病预防保健和医疗保险等资源）。

③便捷、经济、有效就医。

④解决健康问题。

⑤维护自身及他人健康。

（2）科学就医的内容。

①了解分级诊疗、预约挂号等规定及流程。

②了解医疗保险的政策，选择适宜的医疗保险。

③选择正规且适合自己病情的医疗卫生机构就诊。

④按流程就诊，与医生良好沟通。

⑤在诊治过程中遵从医嘱，遵守医疗机构的各项规定。

⑥正确理解医学的局限性。

### 2.遵从分级诊疗

遵从分级诊疗,提倡"小病在社区、大病去医院、康复回社区",避免盲目去大医院就诊。

(1)我国医疗机构分级情况。

目前,我国医院分为一、二、三级,社区卫生服务中心(社区卫生服务站)和乡镇卫生院(村卫生室)一般属于一级或二级医疗机构。一级和二级医院的医务人员都经过专业培训,具有正规的行医资质,具备对一些常见病和多发病进行诊疗的能力。

(2)分级诊疗优势。

常见病和多发病患者首选一级或二级医院就诊,而不是盲目去三级医院,可以节省时间、费用,避免不必要的浪费。同时,由于一级和二级医院数量多、分布广泛,在这些医院就诊可以避免三级医院门诊挂号难、等候时间长以及医生和患者之间沟通时间较少等问题,可为患者提供更为细致、全面的健康服务。

(3)双向转诊制度。

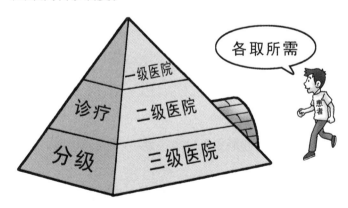

图9-1 我国医疗机构分级

全国很多地区都建立了双向转诊制度。当在一、二级医院不能诊治时,可以转到相应的三级医院就诊,而由于在一、二级医院已进行了初步诊断,提供了前期诊疗信息,转到三级医院时可以更有针对性地选择科室，提高就诊效率。在三级医院诊断明确、经过治疗病情稳定、转入恢复期的病人，可返回一、二级医院继续治疗和康复。

### 3.定期健康体检

定期健康体检，做到早发现、早诊断、早治疗。

（1）健康体检的概念。

健康体检是指通过医学手段和方法对受检者进行身体检查，了解其健康状况，及早发现影响健康的高风险因素及潜在的疾病隐患，达到预防和早期治疗的目的。健康体检体现了预防为主的健康观，是科学就医的重要组成部分，也是保障身体健康的有效方法。

（2）做到早发现、早诊断、早治疗。

定期进行健康体检，及早发现健康问题和疾病，以便有针对性地改变不良的行为习惯，减少健康危险因素，对检查中发现的健康问题和疾病，要抓住最佳时机及时采取措施，重视疾病早期症状，如有不适，要及时到正规医疗卫生机构就诊，做到早发现、早诊断、早治疗。

### 4.鼓励预约挂号

鼓励预约挂号，分时段、按流程就诊。

（1）预约挂号的好处。

预约挂号可以合理分流患者，实现分时段就诊，提高就诊效率，节省医患双方的时间，避免患者集中排队，并可减少院内交叉感染的机会。

患者如确需去三级医院就诊，建议在看病前通过医院官方网站、12320卫生热线等正规渠道了解相关信息，对医院专业特色、科室分布、出诊信息等进行初步了解，做到心中有数，根据自身情况有针对性地选择预约挂号。

（2）预约挂号的方法。

各地医院普遍使用的预约方式主要包括现场预约、电话预约、短信预约、网络预约和银医卡自助预约等。不同的挂号方式各有特色，患者可根据自身情况，合理选择预约挂号方式，分时段、按流程就诊。同时预约挂号成功的患者如不能按时就诊，应及时取消预约。

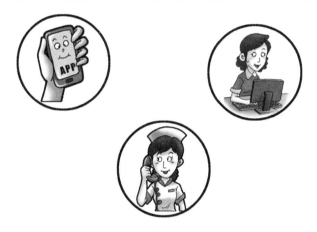

图9-2 预约挂号方法

5.就医注意事项

就医时需携带有效身份证件、既往病历及各项检查资料，如实陈述病情，严格遵从医嘱。

（1）携带有效身份证件。

就医时（不包括急诊），必须携带有效身份证件实名挂号。有效身份证件包括：身份证、户口本、社保卡、驾驶证、护照、暂住证或军人证等。

（2）携带病史资料。

病史资料是关于患者疾病诊疗情况的文件资料，是医务人员正确诊断和制订治疗方案不可缺少的重要依据。就医时携带完整的既往病历及各项检查资料有助于医生更快、更准确地做出诊断，避免重复检查，节省时间和费用。

（3）保持良好沟通。

患者与医生的沟通，是医生了解病情的基本手段，也是医生进行诊疗的开始。患者与医生沟通的主要方式就是患者向医生陈述病情。看病时最好由患者本人陈述病情，如患者因特殊情况无法亲自陈述病情，应当由了解病情的家属代替陈述。在陈述病情时，要尽量如实、准确、全面地说明与疾病有关的问题，切勿夸大或隐瞒病情。

### 6.发热腹泻专诊

出现发热或腹泻症状，应当首先到医疗卫生机构专门设置的发热或肠道门诊就医。

（1）发热、腹泻。

发热俗称"发烧"，腹泻俗称"拉肚子"。发热和腹泻可能与多种急性传染性疾病有关。根据传染病防治相关法律法规的要求，医务人员会登记发热或腹泻患者的相关信息，患者应积极配合，提供真实有效的信息。发热患者就诊途中应佩戴口罩以做好个人呼吸道防护，尽量远离人群密集的地方。

（2）发热、肠道（腹泻）门诊。

发热、肠道（腹泻）门诊是医院专门用于排查传染病疑似病例、治疗相应疾病的专用诊室。患者在出现发热或腹泻症状后，应及时到正规医院的发热、肠道（腹泻）门诊就诊，排查急性传染病发生的可能性，以免将疾病传染给他人。

### 7.正确拨打热线

紧急情况拨打120急救电话，咨询医疗卫生信息可拨打12320卫生热线。

（1）120急救电话。

"120"是全国统一的急救电话号码，服务对象是灾害事故和急危重症患者，24小时有专人接听。一旦在医院外发生急危重症和意外伤害需紧急医疗救助时,应立刻拨打120急救电话。拨打电话时,切勿惊慌,应保持镇静、听清问话、明确回答、说话清晰简练,要在接听人员挂断电话以后再放下话筒,以确保急救人员获得急救所需的全部信息。

（2）12320卫生热线。

12320卫生热线是24小时免费咨询热线,目前已在全国绝大多数省份开通,可为患者提供就医指导、咨询、预约诊疗、投诉、举报、建议、表扬、戒烟干预和心理援助等服务。

### 8.文明有序就医

文明有序就医,严格遵守医疗机构的相关规定,共同维护良好的就医环境。

（1）文明就医。

医院是公共场所,患者在享受权利的同时也应履行相应的义务,共同维护文明有序的就医环境。患者及其陪护人员应自觉遵守门诊、住院、探视等有关规定,充分尊重医务人员,支持配合其诊疗工作,遵从医嘱。

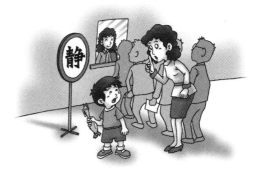

图9-3　在医院保持安静

（2）维护就医环境。

在挂号、就诊、收费、取药、检查、乘坐电梯时要有序排队、文明礼让。不要大声喧哗、随地吐痰,不要吸烟,不要擅闯医疗场所(诊室、检查室等),不要随意丢弃垃圾。

### 9.参加医疗保险

参加适宜的医疗保险,了解保障内容,减轻疾病带来的经济负担。

2016年国家正式启动建立统一的城乡居民基本医疗保险制度的改革,要求整合城镇居民基本医疗保险和新型农村合作医疗两项制度。目前,全国已实现了城乡居民医保制度整合或做出了整合的具体规划,突破了多年来医疗保险城乡分割的体制机制障碍。

城乡居民医保参保范围覆盖市域内除城镇职工基本医疗保险应参保人员以外所有城乡居民,具体包括:①年满18周岁,具有本市户籍的城镇非从业居民和农村居民、取得本市居住证的非本市户籍常住人口且未在原籍参加基本医疗保险的城乡居民(上述人员以下简称"成人居民");②各类全日制高校在校学生(以下简称"大学生");③中小学阶段在校学生(含中等专业学校、技工学校、中等职业技术学校、特殊学校就读的在籍学生)、学前教育机构在册儿童、新生儿以及其他具有本市户籍未满18周岁的少年儿童(以下简称"学生儿童");④符合国家和省规定的其他人员。

城乡居民医保实行个人缴费与政府补助相结合的筹资方式。个人缴费标准和各级政府补助标准按国家和省规定实行动态调整,由市人社部门会同市财政部门组织实施。

### 10.理性对待医学

医学所能解决的健康问题是有限的,公众应当正确理解医学的局限性,理性对待诊疗结果。

(1)医学不是万能的。

随着科学技术的不断发展,医学取得了长足的进步,已经成为一门相对完备和精细的自然学科。然而,人体是一个十分复杂的有机体,人们对它的认识还远未到达终点,有相当一部分疾病的病因尚未完全清楚,因而也就无法完全治愈。

（2）患者自身很重要。

疾病的发生发展是由个体生活方式、遗传、环境（自然环境与社会环境）等多种因素所导致，其治疗不仅仅是医院和医生的事情。患者自身的健康素养、自我管理的能力以及对相关医学知识的了解往往更加重要。

（3）理性对待诊疗结果。

患者及家属在就诊过程中，应遵从医嘱，积极配合治疗，正确理解医疗技术的局限性和不确定性，理性对待诊疗结果，不要盲目地把疾病引发的不良后果简单归咎于医护人员的责任心不够和技术水平不高。如果对诊疗结果有异议，或者认为医护人员有过失，应通过正当渠道或法律手段解决，不能采取扰乱医疗秩序或伤害医护人员的违法行为。

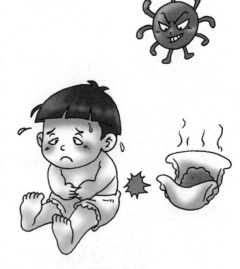

## （二）

# 常见疾病早识别

1.婴幼儿常见疾病

（1）小儿腹泻。

小儿腹泻，又称腹泻病，是一组由多病原、多因素引起的以大便次数增多和大便性状改变为特点的消化道综合征，是我国婴幼儿最常见的疾病之一。6个月至2岁婴幼儿发病率高，1岁以内约占半数，是造成小儿营养不良、生长发育障碍的主要原因之一。

①病因：肠道内感染可由病毒、细菌、真菌、寄生虫引起，以病毒和细菌

图9-4　婴幼儿感染A组轮状病毒

多见，尤其是轮状病毒；肠道外感染有时亦可产生腹泻症状，如患中耳炎、上呼吸道感染、肺炎、泌尿系统感染、皮肤感染或急性传染病时，可由于发热、感染源释放的毒素、抗生素治疗等作用而并发腹

泻。同时,饮食和气候因素也可以引起腹泻。喂养不当如饮食量不当、突然改变食物品种、过早喂给大量淀粉或脂肪类食品;对牛奶或大豆(豆浆)过敏而引起的腹泻;肠道对糖的消化吸收不良而引起的腹泻。天气过热消化液分泌减少或由于口渴饮奶过多都可能诱发消化功能紊乱导致腹泻;腹部受凉使肠蠕动增加也可引起腹泻。

②临床表现:连续病程在2周以内的腹泻为急性腹泻,病程2周至2个月为迁延性腹泻,慢性腹泻的病程为2个月以上。

急性腹泻:A.轻型:起病可急可缓,以胃肠道症状为主,食欲不振,偶有溢乳或呕吐,大便次数增多,但每次大便量不多,稀薄或带水,呈黄色或黄绿色,有酸味,常见白色或黄白色奶瓣和泡沫。无脱水及全身中毒症状,多在数日内痊愈。B.重型:常急性起病,也可由轻型逐渐加重、转变而来,除有较重的胃肠道症状外,还有较明显的脱水、电解质紊乱和全身感染中毒症状,如发热、精神烦躁或萎靡、嗜睡,甚至昏迷、休克。

迁延性、慢性腹泻:以急性腹泻未彻底治疗或治疗不当、迁延不愈最为常见。人工喂养、营养不良小儿患病率高。

(2)急性上呼吸道感染。

由各种病原引起的上呼吸道炎症,简称上感,俗称"感冒",是小儿最常见的疾病。该病主要侵犯鼻、鼻咽和咽部,若上呼吸道某一局部炎症特别突出,如急性鼻炎、急性咽炎、急性扁桃体炎等。急性上呼吸道感染主要用于上呼吸道局部感染定位并不确切者。

①病因:各种病毒和细菌均可引起,但90%以上为病毒,而病毒感染后可继发细菌感染。婴幼儿由于上呼吸道的解剖特点和免疫特点而易患该病。维生素D、维生素A、锌或铁缺乏,护理不当、气候改变和环境差都易发生反复上呼吸道感染或使病程迁延。

②临床表现:婴幼儿起病急,以发热、烦躁不安、头痛、全身不适、乏力等全身症状为主,以鼻塞、流涕、喷嚏、干咳、咽部不适和咽

痛等局部症状较轻。体温可高达39~40℃,热程2天至3天,甚至1周左右,起病1至2天,可因高热引起惊厥。部分患儿有食欲不振、呕吐、腹泻、腹痛等消化道症状。

(3)营养性维生素D缺乏性佝偻病。

营养性维生素D缺乏性佝偻病是由于儿童体内维生素D不足使钙、磷代谢紊乱,产生的一种以骨骼病变为特征的全身慢性营养性疾病。婴幼儿,特别是生长快、户外活动少的小婴儿是发生营养性维生素D缺乏性佝偻病的高危人群。

①病因:母亲妊娠期严重营养不良、慢性腹泻、维生素D摄入不足,以及早产、双胎儿等可使婴儿体内的维生素D储存不足;婴幼儿长期过多地留在室内活动,引起日照不足使内源性维生素D生成不足;婴幼儿处于生长发育关键期,生长发育所需的维生素D增多;天然食物中含维生素D少,导致食物补充不足;胃肠道或肝胆疾病影响维生素D的吸收等。

②临床表现:该病早期以易激怒、烦闹、枕秃、汗多刺激头皮而摇头等症状为主,无骨骼病变;早期维生素D缺乏的婴儿未经治疗,持续加重,则会出现钙、磷代谢失常的典型骨骼改变:6个月以内婴儿以颅骨改变为主,前囟边较软,颅骨薄;若发展至7~8个月,则变成"方盒样"即方头头型(从上向下看),头围也较正常增大;1岁左右的小儿可见到胸廓畸形,胸骨和邻近的软骨向前突起,形成"鸡胸样"畸形。因骨质软化与肌肉关节松弛,小儿开始站立与行走后双下肢负重,可出现股骨、胫骨、腓骨弯曲,形成严重膝内翻("O"型腿)或膝外翻("X"型腿)。

(4)营养性缺铁性贫血。

营养性缺铁性贫血是由于体内铁缺乏导致血红蛋白合成减少所致,是小儿最常见的一种贫血症状,以婴幼儿发病率最高,严重危害小儿健康,是我国重点防治的小儿常见病之一。

①病因:早产、双胎或多胎、胎儿失血和孕母严重缺铁等都可使胎儿先天储铁不足;婴幼儿期生长发育较快,对铁的需求量也增多;食物搭配不合理可影响铁的吸收;慢性腹泻不仅会影响铁的吸收,而且会增加铁的排泄;钩虫病等疾病会导致身体慢性失血而引起缺铁。

②临床表现:一般表现为皮肤黏膜逐渐苍白,以口唇、口腔黏膜、甲床较为明显,可能会伴有口唇、眼结膜、甲床苍白,肝、脾和淋巴结轻度肿大等体征;常有食欲减退、消化不良,严重时出现吸收不良综合征等消化系统症状;烦躁不安或精神不振,注意力不集中,理解力下降或智力减退;免疫功能低下常易合并感染。

**2.青少年常见疾病**

青少年正处在生长发育期,对环境的适应能力以及对某些致病微生物的免疫能力较差,容易感染某些常见病和传染病。

(1)近视。

近视是指眼睛只能看清近处而看不清远处的现象。近视是眼在调节松弛状态下,平行光线经眼的屈光系统屈折后聚焦在视网膜前方,视网膜上只能形成弥散光圈,因此看不清远处目标。

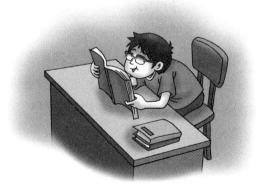

图9-5　不正确用眼

①病因：近视眼主要有遗传、发育和环境等因素引起。遗传因素引起的近视以高度近视居多，遗传近视的患者患病年龄较早；发育因素引起的近视是由于眼轴发育过度所致，因婴儿眼球较小，故均系远视，但随着年龄的增长，眼轴也逐渐加长，至青春期方发育正常，如发育过度，则会引发近视眼；环境因素主要包括用眼过度、照明条件不佳、书写阅读姿势不正确、营养不良等。

②预防：因近视眼的发生和发展与近距离工作学习的关系非常密切，因此应把重点放在合理安排生活作息，减轻学习负担，增强学生体质，培养良好的用眼习惯，同时，要保证充足睡眠，劳逸结合，平衡饮食，合理营养，并注意预防各种异常刺激及危险因素。

（2）龋齿。

龋齿是含糖食物（特别是蔗糖）进入口腔后，在牙菌斑内经致龋菌的作用，发酵产酸，这些酸（主要是乳酸）从牙面结构薄弱的地方侵入，溶解破坏牙的无机物而产生的。

①病因：龋齿的发生及好发部位与食物是否容易滞留有密切关系，牙齿表面一些不易得到清洁、细菌、食物残屑易于滞留的地方，菌斑积聚较多，易导致龋齿的发生。

②预防：减少或消除菌斑，改变口腔环境，创造清洁条件是防龋的重要环节，最实际有效的办法是刷牙和漱口；减少或控制饮食中的糖；增强牙齿的抗龋性，主要是通过使用含氟牙膏，氟素可改变釉质表面或表面的结构，增强其抗龋性。同时，应注意青少年的饮食习惯，按时增加各种辅食，多吃粗糙、硬质和含纤维质的食物，对牙面有摩擦洁净的作用。

（3）青春期肥胖。

青春期肥胖是指青少年身体脂肪过多蓄积造成体重超标的现象。一般体重超标10%为超重，超20%为轻度肥胖，超30%为中度肥胖,超50%为重度肥胖。个别青少年因骨骼坚硬、肌肉发达而超重不算肥胖。

①病因:造成青春期肥胖的原因主要是遗传及内分泌紊乱、摄入的热量超过了自身消耗热量及体力活动不足等引起。

②预防:肥胖青少年常常一活动就感到心慌气短,甚至由于氧耗量和心输出量增加,出现头晕、头痛和血压增高等现象。预防青春期肥胖首先要加强对青少年学生的健康教育,强调进食要适中,避免过多摄入动物脂肪和甜食;同时要合理安排休息时间,积极参加体育活动和体力劳动;最后提醒大家千万不要用饥饿疗法减肥,以免影响青春期正常生长发育。

(4)脊柱弯曲异常。

脊柱弯曲异常是青少年中常见的一种姿势缺陷。它不仅影响人的体态,影响内脏器官的正常功能,而且由于脊柱的弹性降低,在学习时易出现疲劳现象。脊柱弯曲异常包括脊柱侧弯,脊柱后凸(即驼背)、脊柱前凸及直背等。

①病因:造成脊柱弯曲异常的主要原因包括姿势不正、缺乏体育活动和体力劳动、营养不良和疾病等。如学校课桌过高可使身体长期偏于一侧,使脊柱两侧的肌肉和韧带功能失调而形成脊柱侧凸,课桌过低可使脊柱后凸而形成驼背,同时,若不注意正确的读写姿势,时间久了也会引起脊柱弯曲异常。适当地参加体育运动和体力劳动,在平衡脊柱两侧的肌肉中起着重要的作用;缺乏维生素D和钙会使骨质松软,肌肉松弛无力,则可能造成佝偻病性驼背;患有脊柱结核、骨盆倾斜等都可引起驼背或侧弯。

②预防:学生的脊柱弯曲异常大部分是习惯性的,可以通过体育活动纠正不良姿势恢复正常。如果任其发展,脊柱肌肉的紧张度明显不同,会造成一侧肌肉萎缩,另一侧肌肉弯缩隆起,这就是固定性侧弯。预防脊柱弯曲异常应注意端正坐、立、行姿势,并加强体育锻炼。

### 3.中老年人常见疾病

（1）高血压。

高血压患病率随着年龄增长而增加,且高血压又是引起老年人冠心病、脑血栓病、心力衰竭、中风的主要原因。早期多有头昏、眩晕、头痛、失眠、耳鸣、烦躁、精神不集中、易疲劳、手指麻木、肌肉酸痛等症状,但也有无任何临床症状的。因此,定期监测血压,积极预防、早期诊断并开展治疗对于增进健康、延长寿命可起到积极作用。早期血压仅暂时升高,若不及时治疗,会随病程进展,连累各脏器受损,若能得到及时、规范的治疗,几乎能与正常血压者享有同等寿命,并且不影响生活质量。

（2）糖尿病。

糖尿病是一种由多种原因引起的综合病症,其共同点是胰岛素不足或相对不足。糖尿病随着年龄增长其发病率亦增加。最典型的临床表现为"三多一少",是指多尿、多饮、多食和体重减轻;可伴有皮肤瘙痒(尤其外阴瘙痒)、视力模糊症状,但也有许多患者无任何临床症状。因此,应定期检查血糖,积极防止诱发因素,如肥胖、精神刺激、长期进食过量、体力活动减少等,降低糖尿病及其并发症的发生。

（3）冠心病。

冠心病是冠状动脉粥样硬化性心脏病的简称,也称缺血性心脏病,是由于冠状动脉粥样硬化使血管腔狭窄或阻塞,或伴有痉挛而引起的心肌缺血缺氧性心脏病。心前区疼痛或沉闷是冠心病的典型症状,进而出现心绞痛、心肌梗死、心律失常和心力衰竭等症状。心肌缺血的程度和范围越严重,发作越频繁,发生梗死和猝死的可能性越大,心肌梗死后患者猝死的危险性增加。坚持严格规范治疗,改善冠状动脉病变和心肌缺血,可以延长寿命,提高生活质量。

（4）骨质疏松症。

骨质疏松症是以骨量减少、骨的微观结构退化为特征，致骨的脆性增加以及易于发生骨折的一种全身性骨骼疾病。主要特征是骨无机盐含量低下、骨结构破坏、骨强度降低、易发生骨折。疼痛、驼背、身高降低和骨折是骨质疏松症的特征性表现，而骨折是骨质疏松症的严重后果，常是部分骨质疏松症患者的首发症状和就诊原因，而许多骨质疏松症患者在疾病早期常无明显的感觉。因此，老年人应定期测量身体骨密度，同时应增加维生素D和钙的摄入量，适当加强活动，以防止骨质丢失和增加骨量。

# 正确看待健康体检结论

随着人们生活水平的提高、保健意识的增强，健康体检逐渐成为一种社会时尚。健康体检是对人体健康状况的检测和评估，是以健康为中心的身体检查，即在身体尚未出现明显疾病时，对身体进行的全面检查。其目的是对疾病进行提前预防、早期发现、及时诊断、积极治疗。

健康体检是对一个人健康状况的一次普通筛查，有时受某些因素的影响，检查结果可能不是实际情况的真实反映，如有些健康指标敏感性很高，有些指标常处在动态之中，而体检检测到的只是一个瞬间数值。因此要正确地、科学地、客观地去看待体检结论。

### 1. 别轻视体检结论

体检结论，是对受检者健康状况的概括和总结，是医生根据各科体检结果，经过综合分析得出的结论并有相应的健康处方指导，对纠正不良生活习惯、预防和治疗疾病有重要的指导意义。有些受检者对体检过程较为重视，却忽视了体检结论，没有仔细阅读和认真实施，使健康体检失去了意义。

### 2. "正常"不一定就是健康

其实，体检结论所指的"正常"，仅说明这次检查项目所代表的身体功能处于"允许范围"，并不表示身体功能是"最佳状态"。而且常规的健康体检只是一个初检，一些常见病可以被发现，比如，尿常规可以发现肾脏方面的疾病；测量血压、验血和胸片能及时发现高血压、乙肝、肺部等疾病。但对于一些较复杂的病，常规的健康体检就无能为力了。

### 3.偏离"参考值"不必太紧张

体检结论中，某些指标偏离"参考值"并不代表就是有异常，因为很多疾病的诊断需要结合病史、查体、辅助检查等内容综合判断，并不是全靠辅助检查就完成的。例如，肿瘤标记物升高不一定意味着患有肿瘤，它在临床上只是一个参考指标，有时也可以用来评估治疗效果。对于没有肿瘤的人，有一些炎症或其他疾病时，肿瘤标志物也可升高。

# 正确阅读各类检验报告

为了避免出现依靠一次体检结果就盲目下结论的不科学现象发生，或出现任何问题能及时调整做进一步诊断和治疗，将疾病发展趋势控制在萌芽状态。因此，正确读懂体检报告很重要。

健康体检项目一般包括内科常规检查、外科常规检查、血常规、尿常规、肝功能、乙肝两对半、肾功能、血糖、血脂、肿瘤标志物、胸片、心电图、B超（肝、胆、脾、胰、双肾）、乳腺、妇科检查等。各项体检结果正常是指各指标在正常参考范围内，但并不能说明身体处于绝对健康状态下，当数据超出或低于正常参考值范围时，还要结合其他检查结果、既往病史以及个人生活方式等因素综合分析，必要时应到正规医院相关科室接受进一步检查。

以下列举体检报告中一些符号的含义。

1. 体检报告中"阳性"或"+"和"阴性"或"−"两类标识的意义

当要表明被检物质有或无时，即定性检验的结果，一般用"+"表示阳性，用"−"表示阴性。"阳性"或"+"可以提示或代表"检查结果异常"。例如：尿蛋白"阳性"或"+"，表明尿液中可以检测出蛋白，尿中有蛋白常见于肾脏疾病、心力衰竭、发热性疾病和泌尿系统感染等，即检验结果异常，需引起足够的重视。但是也有例外，如乙肝表面抗体是一种保护性抗体,可中和乙肝病毒,抵御再次感染。若乙肝"两对半"检验结果为表面抗体"阳性"或"+",表明身体里有抗体可以防止乙肝病毒的侵害。

## 2.体检报告中其他符号的意义

当要表明被检物质的多少时,即定量检验的结果,通常用"具体数值"的形式报告,并附有结果的正常参考值范围,但相同检查项目不同医院、不同方法检测所使用的正常参考值范围可能会有差异。一般用"HI gH、H"或"↑"等表示"数值高于正常";用"LOW、L"或"↓"等表示"数值低于正常"。一般情况下,超出正常参考值范围都可能属于异常,应给以足够重视,必要时请遵从医嘱做进一步检查。

对于异常的检验结果,除了上述的表示方法外,有些报告中还会用特殊的字体或符号(如"*"或"!")给予着重指出,以提示大家注意。

## 健康回眸

1.科学就医就是要树立预防为主的健康理念,合理利用医疗卫生资源(公共卫生服务、诊疗服务、疾病预防保健和医疗保险等资源),掌握分级诊疗、预约挂号等基本原则和方法,选择正规且适合自己病情的医疗卫生机构,按流程就诊,与医生良好沟通,在诊治过程中遵从医嘱,遵守医疗机构的各项规定,正确理解医学的局限性等。

2.健康体检是指通过医学手段和方法对受检者进行身体检查,了解健康状况,及早发现影响健康的高风险因素及潜在的疾病隐患,达到预防和早期治疗的目的。

**参考文献**

[1]赵鲁平.守望健康[M].成都:四川大学出版社,2012.

[2]铃木隆雄.健康有标准[M].周永利,等,译.青岛:青岛出版社,2012.

[3]李艳芳.远离亚健康:专家谈生活方式与健康[M].北京:中国社会出版社,2009.

[4]杨秉辉.健康·生命基石[M].上海:上海三联书店,2006.

[5]白书忠.健康管理师:健康体验分册[M].北京:人民卫生出版社,2014.

[6]谢华真.儿童健商[M].加拿大健商企业有限公司,译.北京:中国社会出版社,2009.

[7]庄恩岳.提高自己的健商[J].今日浙江,2014(24): 55.

[8]佚名.《癌症通讯》:科学家发现吸烟引起肺癌关键炎症因子[J].现代生物医学进展,2015,15(21):I2.

[9]苏浩,王卉,谢敏豪.体力活动不足的判断标准探讨[J].中国运动医学杂志, 2013,32(2):179-181,185.

[10]黄东源.导致心理疾病的十大原因[J].心理咨询师论坛,2013,12(4):26-27.

[11]佚名.工作压力大也会使血脂升高[J].生活与健康,2014(6):5.

[12]张亢,郭文静.德研究称工作压力大或增加糖尿病患病风险[J].老年健康,2014(10):5.

[13]张江华,刘昆,王景新,等.生活方式与健康长寿相关性研究——文登长寿之乡百位健康长寿老人流行病学调查[J].临床荟萃,2012,27(12):1083-1085.

[14]梁慧轩.现代生活的健康隐患:网瘾、肥胖、食品安全、污染——友邦保险发布2013年健康生活指数报告[J].上海保险,2014(1):30,32.

[15]夏本立,杨元平.关注现代生活方式病[M].北京:人民军医出版社,2010.

[16]张俊涛.现代人健康十大红色预警[M].上海:上海科学技术出版社,2010.

[17]唐为成.神经衰弱的临床症状和治疗方法[J].医学信息:中旬刊,2011,24(8):3608-3609.

[18]彭焱,李建明.神经症的研究进展[J].中国健康心理学杂志,2008,16(6):701-705.

[19]王连榜.心脑血管病的早期信号与预防[J].心血管病防治知识,2010(1):48-49.

[20]刘振国,万赢.警惕帕金森病的早期信号[J].开心老年,2014(4):54.

[21]刘定梅.营养学基础[M].3版.北京:科学出版社,2019.

[22]蔡东联.实用营养学[M].2版.北京:人民卫生出版社,2012.

[23]葛可佑.中国营养师培训教材[M].北京:人民卫生出版社,2005.

[24]倪世美.中医食疗学[M].北京:中国中医药出版社,2009.

[25]黄俊,赵千骏.食品营养与安全[M].北京:中国轻工业出版社,2009.

[26]中国营养学会.中国居民膳食指南2016:科普版[M].北京:人民卫生出版社,2016.

[27]张伟旗,王勇.健康从心开始:成人心理健康浅析[M].北京:国家行政学院出版社,2012.

[28]陆裕财.我在美国讲中老年健康[M].上海:上海交通大学出版社,2013.

[29]郭念锋.心理咨询师(基础知识)[M].北京:民族出版社,2012.

[30]黄盛新,刘语嫣.慢性疲劳综合症及其运动保健处方临床研究[J].中国美容医学,2010,19(Z3):68-69.

[31]王正珍,周誉.运动、体力活动与慢性疾病预防[J].武汉体育学院学报,2013,47(11):69-75.

[32]杨春玲,冯晶军,袁玮,等.个体化健康管理对改善亚健康人群患慢性病风险性的影响[J].齐鲁护理杂志,2010,16(9):4-6.

[33]陈建勋,马良才."健康管理"的理念和实践[J].健康管理,2012(7):9.

[34]计惠民.健康管理基本理论概述[J].白求恩军医学院学报,2010,8(5):354-356.

[35]陈霄,杨志敏.健康管理的研究进展与展望[J].医学信息学杂志,2010,31(4):1-5.

[36]白书忠.健康管理医学服务内涵与实践[J].中华健康管理学杂志,2010(6):321-325.

[37]傅华,李光耀.健康自我管理手册[M].上海:复旦大学出版社,2009.

[38]张冬妮,刘永军,李文源.老年人自我健康管理综合策略研究进展[J].护理学报,2013(11):25-27.

[39]纪京平,吕文娟.自我健康管理的个性化信息支持服务探究[J].医学信息学杂志,2010,31(4):11-13.

[40]范纯武.常见慢性病的健康管理(一)[J].中国水电医学,2010(4):224-245.

[41]白雪琴,平昭,赵润栓,等.常见慢性病患病率调查及健康管理方案研究[J].中国医疗前沿,2011,6(23):77,82-83.

[42]郝秀丽.老年慢阻肺自我管理的健康指导[J].中国实用医药,2010,5(14):229-230.

[43]张士靖,杜建.健康信息素养应成为中国公众健康素养促进的关键点[J].医学信息学杂志,2010,31(2):45-49.

[44]聂雪琼,李英华,李莉,等.中国居民健康信息素养水平及其影响因素[J].中国健康教育,2015(2):120-124.

[45]王辅之,罗爱静,谢文照.我国居民健康信息素养内涵及培养策略[J].中华医学图书情报杂志,2013,22(8):13-17.

[46]马冠生.专家解读——《学龄儿童膳食指南(2016)》核心信息[J].中国食物与营养,2017,23(1):F2.

[47]黄承钰,吕晓华.特殊人群营养学[M].北京:人民卫生出版社,2009.

[48]门志涛,张宏.中医推拿舒筋作用机制研究[J].按摩与导引,2008,24(3):10-13.

[49]张廷杰,徐俊波.社区常见慢性病常规防治手册:心脑血管疾病分册[M].成都:天地出版社,2010.

[50]黄灵燕,刘宇.运动对预防疾病、延长寿命及降低死亡率的量化研究[J].体育科学,2013(9):F3.